井ノ口 馨

アイドリング脳

ひらめきの謎を解き明かす

GS 幻冬舎新書 747

はじめに
温泉でひらめく理由

へとへとになるまで悩んで、考えて、考え抜いても解決策が思いつかない問題に直面しているとき、あなたならどうしますか？

問題点を書き出して視点を変えてみたり、人に意見を聞いたりするかもしれませんね。いったん考えることを放棄する、という人もいそうです。

僕の場合はどうするか。

僕は、温泉へ行きます。職場である富山大学医学部から車で30分ほどの山の中の露天風呂です。(注1)ひとりきりで、たいてい2時間ほどつかりながら、ぼんやりと思考をめぐらせます。そんなときにパッと、それまで一生懸命考えていたときには思いつかなかった解決策が「ひらめく」ことがあります。

僕はこの2時間の温泉ルーティーンを、今では戦略的に日常生活に取り入れています。もちろん温泉が大好きなことが根底にありますが、単に温泉が好きだから行くわけではないのです。

ひらめきを得るために、湯につかるのです。僕たちの研究している言葉を使えば、「アイドリング脳」を働かせるために、温泉につかるのです。

アイドリングとは、自動車であれば、走行していないけれどエンジンをかけている状態を意味します。僕は、何かに集中していないけれど、脳が働いている状態をアイドリングととらえ、アイドリング脳と名付けました。

この本では、僕が研究を進めているアイドリング脳やひらめきについて、科学的に解説していきます。科学的にというと小難しく感じるかもしれませんが、小難しい話は教科書にゆずって、この本では普段僕たちが行っている実験のことや、研究者としての生活、ラボのメンバーのことなどについて、広く紹介していきます。ぜひリラックスして楽しんでいただけたらと思います。リラックスこそ、アイドリング脳のカギを握っているからです。

アイドリング脳とは、睡眠中や休息中など、何かに集中していないときの脳の状態や働き、そして、潜在意識下の脳の状態や活動のことです。人と話しているときや、スマホを見ているときは、何かに集中しているので、アイドリング脳は働いていません。ぼーっとしているときや、リラックスしているときは、アイドリング脳が働いているといえるでしょう。

僕は分子生物学者・神経科学者であり、長年、記憶について研究を行ってきました。そしてその研究人生の中で何度も、まさしく「ひらめき」とよべる鮮烈な体験をしてきました。大きなひらめきが起きた瞬間を振り返ってみると、それは教授室のデスクや会議室でひとり考えているときではなく、リラックスしているときでした。このような実体験から、ひらめきを得るためには、アイドリング状態の脳機能が非常に重要なのではないかと思うようになっていきました。

アイドリング脳研究をスタートしたのは、２０１７年のことです。その翌年に国の科学研究費に採択されました。２０１８年４月から本格的に研究をはじめ、軌道に乗っていきました。そして1年ちょっと経《た》った頃、富山大学に新しい研究センターをつくろうという話が持ち上がりました。アイドリング脳に特化した研究センターです。

２０２０年に僕が設立した研究所の名は、アイドリング脳科学研究センターといいます。脳科学と名のつく研究所は世界中にいくらでもありますが、アイドリング脳科学を専門とする研究センターは世界でここだけです。大学院生やポスドクたちと、世界最先端のオリジナルな研究をこのセンターで進めています。

画期的な研究手法で、潜在意識に迫る

脳の研究というと、どのような光景を思い浮かべるでしょうか。頭に電極をたくさ

んつけて、脳波を調べる様子でしょうか。現在は、ＰＥＴ（陽電子放射断層撮影）やｆＭＲＩ（機能的磁気共鳴画像診断）など、脳を調べる手法も増えて一般化していますので、それらを思い浮かべる人もいるかもしれません。

僕たちも色々な手法を使いますが、なかでも特徴的なのは、脳の神経細胞を直接、操作する手法です。たとえば、青い光が当たると細胞が活性化するように神経細胞を改変する手法があります。においを感じる神経細胞にそのような操作をしておき、神経細胞に青い光を当てると、実際にはにおいをもたらす物質が存在していなくても、つまり環境中は無臭でも、神経が活性化し、脳はにおいを感じます。偽の感覚を感じるようマウスを操作できるわけです。

このような手法を駆使し、実験を綿密に設計することで、ひらめきが訪れるメカニズムを解明し、アイドリング脳の機能を明らかにしようとしています。当然、人間の脳でそのような操作をすることは許されていません。そのため、僕たちの研究所では主にマウスを使って実験を行っています。

僕がアイドリング脳研究をはじめた2017年から2024年までの間に、極めて重要な発見がいくつもありました。2022年には4本の論文を世に出すことができました。これらの下敷きになっているのは、僕がそれ以前に長年続けてきた記憶の研究です。その概要は第1章で紹介します。詳しく知りたい方は拙著もあわせてご覧いただければと思います。(注2)記憶とアイドリング脳、そしてひらめきは、密接につながっているのです。

アイドリング脳の研究は、潜在意識(心理学では深層心理といいます)を研究することでもあります。従来、潜在意識の働きを研究対象にしていたのは心理学や精神分析学でしたし、潜在意識の研究の祖といえば、フロイト(1856~1939)です。

フロイトは、心とは氷山のようなものである、と言いました。起きているときに意識的に使っている心は、水面上に浮かぶ「氷山の一角」のようなものであり、そのほか大部分の心は潜在意識として水面下に隠れているのだと言ったのです。

これまで、水面下に隠れた巨大な潜在意識を科学的に調べることは非常に難しいことでした。しかし今、僕たちはその一端に科学的に迫ることができています。世界でも極めて数少ない、画期的な研究だと自負しています。

潜在意識は、記憶やひらめき、創造性のほか、人格や個性の形成にも深く結びついています。もっと広く見れば、人類の発展や叡智《えいち》にも関与しているでしょう。僕が高校時代から考え続けている、「人間とは何か」という哲学的問いにも答えを見いだせるかもしれません（注3）。

潜在意識の機能をほんの少しでも向上させることができれば、ひとりひとりが幸せになる、生活の質が上がると僕は信じています。そのためにもアイドリング脳の研究を、さらに進めたいのです。

リラックスして、アイドリング脳を働かせているとき、ひらめきは訪れます。ではそのひらめいた解決策は、一体「いつ」生まれたものなのでしょうか？　僕の場合でいえば、温泉に入っているときでしょうか？

それとも、それ以前に生まれていた解決策が、温泉に入っているときに意識に上ってきたのでしょうか？

答えは、後者です。はっきりと言えます。なぜなら、マウスを使った僕たちの最新の研究によって、解決策は睡眠中につくられることが実験的に証明されたからです。

睡眠中には、起きているときとは全く異なる脳の働きがあり、極めて高度な情報処理をしているようなのです。その中で、脳は答えを見つけているのです。第3章で詳しく紹介します。

マウスの脳で起きていることは、人間の脳でも起きているでしょう。解決策は、気づかないだけで、脳の中に存在しているのです。そしてそれに気づくためには、つまりひらめきを得るためには、アイドリング脳が必要なのです。

アイドリング脳／目次

第3章　ひらめきの瞬間をとらえた　93

編集協力　小野寺佑紀
イラスト　yasuyo（ISSHIKI）
図版・ＤＴＰ　美創

第1章 星座のような記憶のネットワーク

40億年の進化のたまもの

２０２３年は「生成ＡＩ元年」とよばれるほど、ChatGPTをはじめとした生成ＡＩ（Generative AI）が世間を賑《にぎ》わせました。

ＡＩ（Artificial Intelligence　人工知能）とは、人間の脳が行う思考や学習を再現するコンピュータープログラムやシステムです。人工知能が飛躍的に進歩し、画像診断や音声アシスタントなど、人々の仕事や生活に影響を及ぼすようになってきています。学生や若い人がこれからの時代を生きていく上で、ＡＩと共に生きる、もしくはＡＩを使いこなすことは必須でしょう。

ＡＩは確かにすごい。

実は僕も、ＡＩを活用したアイドリング脳研究を始めたところです。日々の実験において、マウスの脳を観察して得られるデータは、非常に膨大で複雑で、とても人間には解析しきれません。人間には認知できなくても、ＡＩなら何かを見つけられる可能性があると考え、大型の研究プロジェクトを動かしているのです。(注4)

ただし、あえて言いますが、脳のほうがもっとすごい！

僕の研究分野で言えば、脳は、数少ないデータ（経験）を基に、正解らしい答えを一瞬で導き出す能力があります。それは直観、といわれるものです。脳は、意思を持って自ら考え、何かを新しく創造することもできます。おそらくＡＩにはできないことです。

さらに脳は、とんでもなく省エネです。人間の脳と同じ機能を持つＡＩを動かそうと思ったら、人口50万人くらいの都市の総電力くらいのエネルギーが必要になるのではないでしょうか。それが僕たちのこの頭の中に収まっているのです。

このように、直観・創造性があり、少量のデータで駆動できる脳は、やはりすごい。

どうしてそんなことが可能なのか？

簡単に言い表すことはできませんが、１つ確実に言えるのは、脳は、いえ脳に限らず今ある生命体は、40億年かけて開発されてきた進化のたまものだということです。

人間が科学をはじめたのはたった数百年前です。それにひきかえ、生命は、40億年かけてこつこつと部品である分子の一つ一つを選抜し、細胞を、生命を、つくりあげてきました。まだまだ分からないことだらけ、謎も可能性もいっぱい。

それを究明しようとしているのが生命科学です。そして、その生命科学の最後の大きなフロンティアといわれているのが脳科学、もう少し広範な言葉にするなら神経科学（英語で言うと、ニューロサイエンス）なのです。

分子生物学者が脳科学に挑んだ

僕が神経科学と出会ったのは、1989年、34歳のときでした。梅雨時にたまたま、娘の絵本を探しに日本橋の丸善へ行ったとき、平積みになっている書籍が目に留まりました。脳神経科学者である塚原仲晃先生が残された『脳の可塑性と記憶』です。(注5)

この本には、大人になっても神経細胞が新しくシナプスをつくることが書かれていました。当時、大人になったら神経細胞はシナプスをつくらない、もしもつくったら脳が大混乱してしまうと考えられていました。しかし塚原先生は、ネコの脳を詳しく調べることで、大人になってからもシナプスは新しくつくられる、と提唱したのです。さらに、シナプスが新しくつくられるときには、遺伝子が働き、タンパク質がつくられるのだろうと予測されていました。

一目でおっと思い、本を読み終える頃には新しい研究のストーリーができていました。

実は僕はその頃、大腸菌や酵母を相手に分子生物学の研究を行っていました。生命とは何かを知りたいという動機があり、そのために細胞を分子レベルで研究していたのです。具体的には、DNA（遺伝子）やタンパク質を扱う研究です。

僕の生涯の研究スタイルに通じることですが、対象物やその現象を観察し、解釈するだけでは解明したことにならないと思っています。細胞の研究であれば、逆に、細胞を人工的につくり出すことができれば、細胞とは何かを解明したことになると考え、実際に細胞膜や細胞の中身であるタンパク質や脂質といった分子を試験管内でまぜあわせ、極めて原始的な細胞らしいものをつくり出すことができていました。

ただ、この研究を続けていても、僕が高校生の頃から抱えていた「人は何のために生きているのか」という問いには届かないのではと考えるようにもなっていました。そんなときに出会ったのが『脳の可塑性と記憶』であり、これだ！　と直感しました。僕の人生を変える一冊になったのです。

2年後には、36歳の誕生日に家族を連れて極寒のニューヨークへ渡り、精神科医であり神経科学者でもあるエリック・カンデル博士の研究室（コロンビア大学医学部）に入りました。神経科学の代表的な教科書に『カンデル神経科学』がありますが、その主著者のカンデル先生です。

カンデル先生の研究室で2年半、分子生物学の手法を使った記憶の研究に携わりました。まだ日本では、脳科学と分子生物学を結びつけて考える研究者がいなかった時代に、カンデル先生は先見の明をもって分子生物学者である僕を受け入れ、研究させてくれたのです。今では、脳科学と分子生物学は切っても切り離せない関係にありますが、30年以上前には、それは前例のない挑戦でした。

当時からすでに世界の記憶研究をリードしていたカンデル先生は、大変パッションにあふれた研究者でした。30名ほどいる研究員に毎日のように声をかけ、「What's new? ワッツニュー？（新しい成果は何？）」と聞いてまわります。ひとりひとりの進捗状況もすべて記憶していて、良い成果が出ていると大いに褒めてくれます。さらにすごいのは日曜の晩には家に電話をかけてきて、「ワッツニュー？」とやることです。月曜の朝を待てないのでしょう。それほどの強烈な好奇心、探究心を持っていたのです。

カンデル先生は記憶に関する研究の業績を称《たた》えられ、２０００年にノーベル生理学・医学賞を受賞されました。２０２４年5月時点で94歳です。さすがに家に電話をかけたりはしませんが、僕も日々、「ワッツニュー？」をやっています。カンデル先生のパッションは確実に受け継がれています。

記憶はニューロンによってつくられている

人はどのように記憶して、思い出すのでしょうか。

たとえば、普段は全く忘れていることでも、思い出そうと頑張るとつらつらとよみがえってくる瞬間があります。一方で、思い出したくないことを、何かの拍子に思い出してしまうこともあります。極端な例がPTSD（心的外傷後ストレス障害）です。災害や事故を経験した人が、人混みや乗り物など直接は関係ない状況でトラウマの記憶がよみがえってしまうというような症状です。

なぜこんなことが起きるのでしょうか？

この問いには、そもそも記憶がどのようにしてつくられるかが関係しています。記憶は、アイドリング脳にも密接に関係する事柄なので、ここから僕の研究成果とからめながら、記憶のメカニズムについて紹介していきます。

記憶は、脳の中で物理的につくられています。その担い手は、脳の神経細胞。ここからは「ニューロン」とよびましょう。

ニューロンの仕事は、情報を伝えることです。1つのニューロンの細胞内では、電気信号によって情報が伝わっていきます。

ニューロンとニューロンのつなぎ目では、いったん電気信号は途絶えます。つなぎ目にはわずかな隙間があり、この隙間に化学物質が放たれ、反対側でキャッチされることによって、信号が伝わります。この隙間を含むニューロンのつなぎ目を「シナプス」といいます。

人間の脳全体には約1000億個のニューロンがあります。そして、互いにシナプスでつながりあって、ネットワークをつくっています。……とひとことで片付けましたが、そのネットワークは想像するのも難しいほどの複雑さを有しています。

次ページの図では、1つのニューロンが別の1つのニューロンとつながっています。

神経細胞（ニューロン）

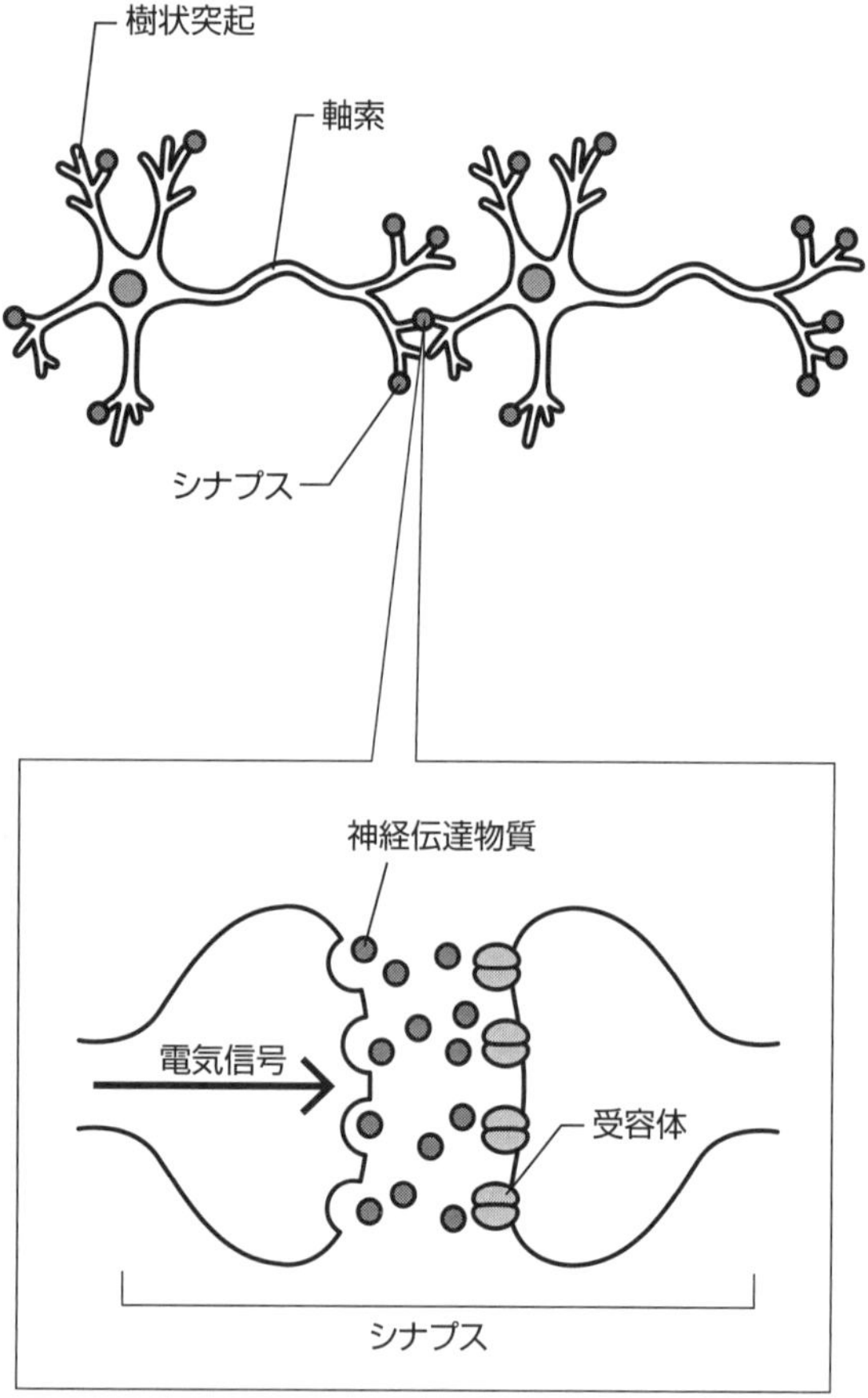

これが実際の脳では、哺乳類の場合、1つのニューロンが、数千〜数万の別のニューロンとつながっているのです。約1000億個のニューロンがそれぞれ数千〜数万の別のニューロンとネットワークを形成しています。ネットワークの様子を思い描けますか？

パソコンで言うところの頭脳はCPUという計算装置ですが、シングルタスクで情報を順番に処理していくことしかできません。しかし、脳は膨大な情報をマルチに処理できます。あなたの脳ではこの極めて複雑なネットワークが、混乱することなく高精度で機能しているわけです。

精神活動を司る大脳

人間の脳の重さは、どれくらいか知っていますか？

個人差はありますが、成人男性だと平均して、約1300〜1400グラム、成人女性だと平均して、約1200～1300グラムといわれています。脳の重さと知能は関係ありません。

この脳の中で、いちばん大きな部分を占めるのが大脳です。

大脳は生物が進化する過程で最も遅く現れた部位であり、高度な進化を遂げた動物ほど脳における割合が大きくなるという特質があります。大脳は記憶、認知、思考、感覚の処理など複雑な働きをしています。

そして、脳の表面に広がるしわしわの部分が大脳皮質です。厚さが2～4センチメートルほどあり、約140億個のニューロンが集中していて、思考や判断を司《つかさど》ります。

1つの記憶に、1つのニューロン集団

何かを記憶するとき、脳では1つの記憶に対し、1つのニューロン集団が割り当てられると考えられています。これを「セル・アセンブリ仮説」といいます。セル

（cell）は細胞、アセンブリ（assembly）は特定の目的のための集まりを意味します。

仮に、A〜Iの9個のニューロンがあったとしましょう。ごくごく単純化していうと、赤色を記憶するときにはこのうちのAEGが一緒に活動します。その後、赤色を思い出すときには、再びAEGが一緒に活動します。AEGが一緒に活動すること＝赤色を思い出すこと、なのです。

最初に赤色を記憶したときに活動するニューロン集団は、脳の「海馬」というところにあります。記憶の中枢は、この海馬という脳の中心部に隠されています。海馬は人間の場合なら大きさは親指の先くらいで、思考や判断といった高次な機能を司る大脳皮質と比べると、圧倒的に小さな部位です。全体の形がタツノオトシゴの尾に似ているため、タツノオトシゴの別称である海馬とよばれているという説があります。

記憶の中枢である海馬

海馬は、記憶を短期的にとどめておく場所で、視覚・聴覚・嗅覚・触覚の情報が統合されています。大脳皮質の内側にある海馬は大脳皮質から独立してはいません。

人間なら6か月〜2年、マウスなら3〜4週間の間、記憶は海馬にとどめおかれます。海馬を切除すると、それぞれ直近のこの期間の記憶が思い出せなくなります。

そして、海馬の隣に位置しているのが「扁桃体」です。直径1センチメートル程度で扁桃体という名称はアーモンドの形に似ているため、アーモンドの和名の扁桃に由来しています。

目や耳からの情報が、感覚野などを経由し処理され、統合されたイメージとして海馬に届き、そして扁桃体に送られます。扁桃体は、その情報を過去の記憶と照らし合わせて、どう感じるべきかを評価します。喜怒哀楽や快不快といった感情的な動き（情動）と扁桃体は深くかかわっています。

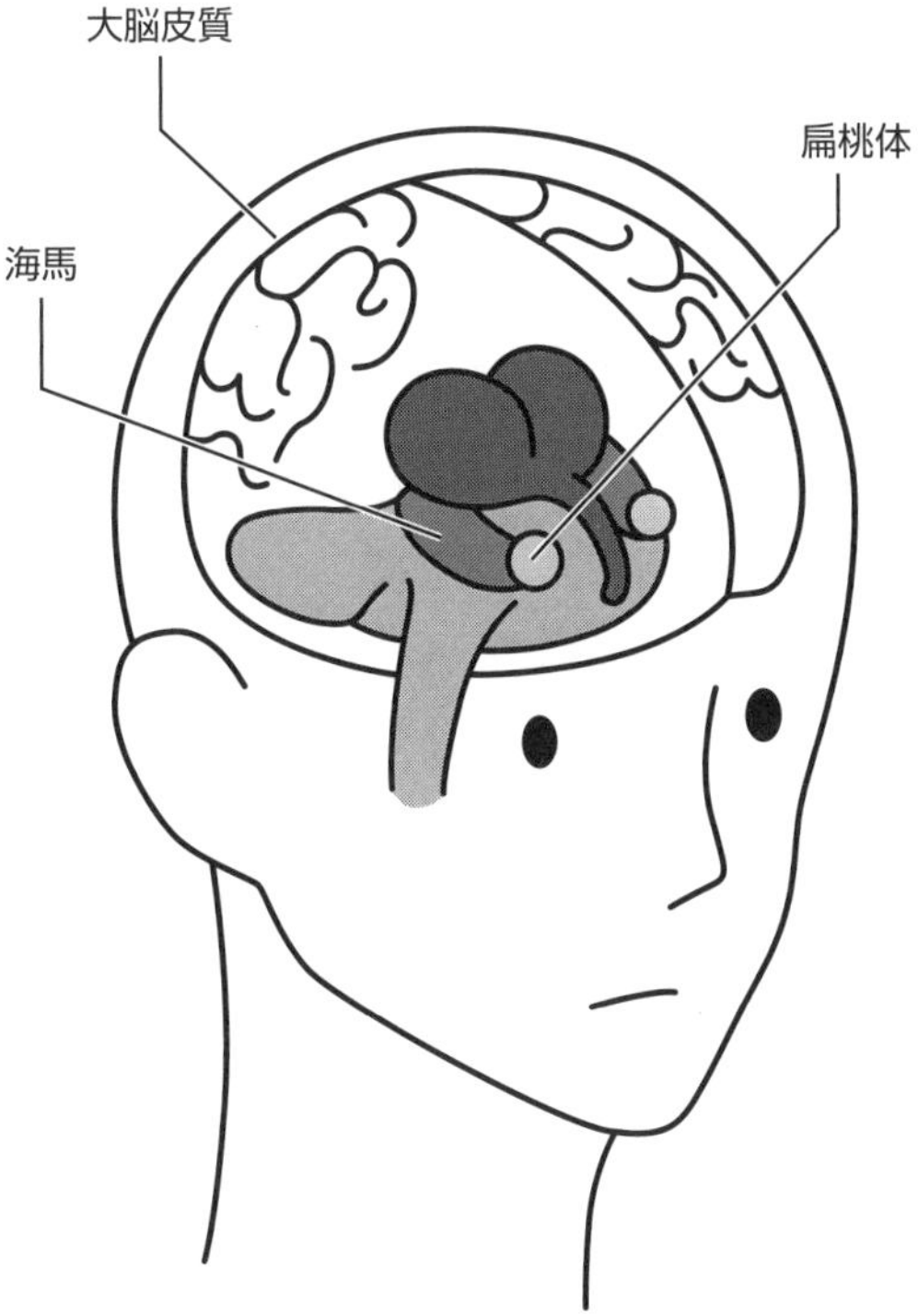
大脳皮質
扁桃体
海馬

海馬は記憶の形成や空間認識を担当し、扁桃体は感情の処理や反応を担当します。海馬と扁桃体は密接に連携して、感情的な出来事の記憶を強化することで、重要な経験をより鮮明に覚える手助けをします。

アルツハイマー型認知症では、昔のことは覚えているのに最近のことは覚えられないという症状が見られますが、それはアルツハイマー型認知症の患者さんでは海馬が最初に萎縮《いしゆく》してしまうためだと考えられています。

人生は記憶だ

記憶は「陳述記憶」と「非陳述記憶」という分け方と、最近の記憶（リーセントメモリー）と遠隔記憶（リモートメモリー）という分け方があります。

まずは、「陳述記憶」と「非陳述記憶」について説明していきましょう。

「陳述記憶」とは、言葉で人に伝えられる記憶のことです。自分が体験した出来事や、他人から聞いた話、ネットで得た情報などが含まれます。陳述記憶はさらに2つに分けられます。

【陳述記憶】

○エピソード記憶：これは、いつ、どこで、何をしたor何があったかという個人的な体験に基づいた記憶です。たとえば、友達との飲み会や海外旅行の思い出などがこれにあたります。

○意味記憶：こちらは、「富山県は北陸地方」といった知識や事実に関する記憶です。エピソード記憶が個別の体験に基づくのに対し、意味記憶は広く使われる知識に関連します。

【非陳述記憶】

非陳述記憶は言葉で伝えることが難しい記憶です。動画のほうが伝わりやすい記憶といいましょうか。たとえば、箸の使い方や車の運転といったスキルなどです。

陳述記憶は最初に海馬で処理され、非陳述記憶は主に小脳（脳全体の体積の10%を占めていて、運動制御を担います）で処理されます。

次に、最近の記憶と遠隔記憶という分け方もあります。最近の記憶は、半年から2年以内の新しい記憶で、海馬を使って思い出すことが必要です。一方、遠隔記憶はそれより古い記憶で、海馬を使わずに思い出せることが多いです。

では、半年〜2年後、僕たちの記憶はどこへいってしまうのでしょうか？

それは、大脳皮質です。海馬でつくられた記憶（ニューロン集団）は、大脳皮質へとコピーされることが分かっています。大脳皮質にコピーされた記憶は、何十年経っても思い出すことができます。記憶を保持するために、海馬と大脳皮質は役割分担をしているのです。

不要な記憶が消される仕組み

海馬から大脳皮質へ記憶がコピーされれば、海馬にあった記憶は不要になります。不要になったものは消去しないと、小さなサイズの海馬はすぐにいっぱいになってしまいます。

では記憶を消す、消しゴムのような仕組みがあるのでしょうか？

実は、あるのです。僕たちの研究によって明らかになりました。海馬では、神経新生（新しいニューロンがつくられること）が起きています。記憶するときに、この神経新生が重要な働きをしているという報告が数多くありました。

この神経新生によって、古い記憶が消去されていたことが分かったのです。ニューロンの新生を抑えると、いつまでも海馬に記憶が残ります。逆にニューロンの新生を促すと、記憶が海馬から早く消えるのです。いずれも僕たちがマウスを使った実験で証明したことです。

人間でも同じことが起きているでしょう。ニューロンの新生によって海馬の古い記憶は消去され、新しい記憶が刻まれていくのです。

記憶と記憶は、連合する

再び、A〜Iの9個のニューロンを例に記憶の話を続けます。

赤色を記憶しているニューロン集団は、AEGだといいました。一方、黄色を記憶するときには、CEIが一緒に活動するとしましょう。Eのニューロンは赤色の記憶にも黄色の記憶にも関与していますが、組み合わせが異なっているので、赤色と黄色の記憶を混同することはありません。1つのニューロンは色々な記憶に対応できるのです。

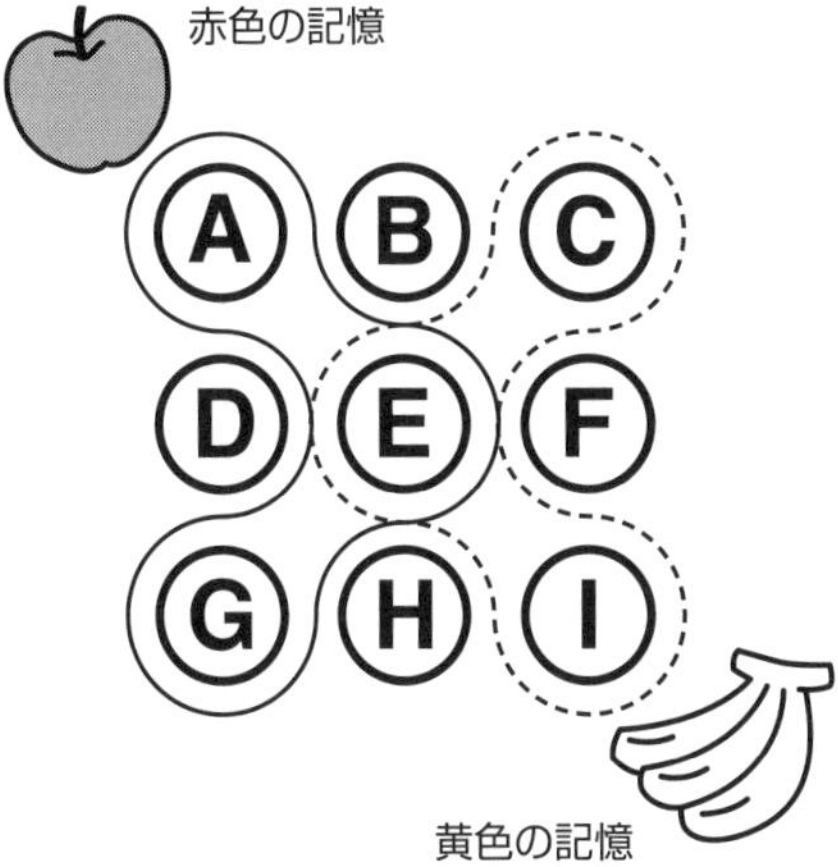

互いに似た記憶は、対応するニューロンがオーバーラップ（重複）することも分かっています。赤色と黄色の例でいえば、Eニューロンがオーバーラップしています。

オーバーラップは、時間が経ってからできる場合もあります。この例でいえば、もともと赤色を記憶したAEGニューロン集団があり、何年ものちに黄色を記憶した際にCEIニューロン集団がつくられる、といった具合です。

このように、異なるニューロン集団がオーバーラップすることで記憶は連合します。

連合している記憶は、一方が活動した際

に、一緒に思い出されることがあります。オーバーラップの度合いが大きい（共有するニューロンが多い）ほど、一緒に思い出しやすいと推測できます。これが、ある事柄を思い出したときに、同時に関連する事柄を思い出す仕組みの基本的な原理です。(注6)

記憶の連合は、僕たちが連想や推論をするときにも働いている仕組みです。無数の記憶を連合させて連想や推論をする中で、全く新しいニューロン集団群ができることがあり、それこそが新しい「知識」なのだと思います。

記憶から知識を形成する

アメリカ留学を終え、1993年に日本に戻った僕は、三菱化学生命科学研究所で、記憶の研究を続けました。三菱化学生命科学研究所は、さまざまな分野の研究者が垣根なく研究し、自由に議論ができる素晴らしい環境で、閉所直前まで勤めさせてもらいました。(注7)

２００９年に富山大学に移ってからは、記憶に関する研究で大きな成果が出始めました。『セル』や『サイエンス』といった世界トップレベルのジャーナル（科学技術雑誌）に論文が認められるようになったのもこの時期からです。(注8・9)

のちにアイドリング脳の研究につながったのは、先ほど登場した、記憶の連合に関する研究でした。

僕たちの知識や概念は、一つ一つの記憶から関連するものを選び出し、つなげることで形成されます。たとえば、ネコやイヌを見て、それらが「動物」だと教えられたとしましょう。その時点では、「動物は４本足で歩く」という知識です。一方、次の日にカラスを見ると、２本足で歩いている。すると、「動物は２本足か４本足で歩く」という知識に発展するわけです。このようにして、一つ一つの記憶が連合することで、知識や概念がつくられていきます。

精神の営みのベースには、必ず知識があります。思考をめぐらすときに、過去の記憶が体系的に形成されて知識になり、言語となって話したり聞いたり、書いたり読んだりすることができる。新しい思いつきや発想も同じで、過去の記憶がなければ浮かばないでしょう。概念あるいは知識を形成するには、一つ一つを記憶し、それを連合していく必要があるのです。

偽記憶を人工的につくれるか

僕は、記憶の連合がどのようにしてできるのか、その謎を明らかにしたいと考えました。それまでに行われていた記憶の連合の実験というのは、個別の2つの記憶を自然な状態で思い出させて連合させていたに過ぎませんでした。

僕が取った手段は、細胞をつくり出したときと似た発想です。ニューロンを操作することで、人為的に記憶を連合させてやろうというものでした。

結論からいえば、連合させることは可能でした。実験方法は次の通りです。

マウスを円柱形の部屋に入れ、部屋の形を記憶させます。マウスの脳では、円柱形の部屋に対応したニューロン集団ができます。

一方で、別の部屋に入れた瞬間に軽い電気ショックを与えます。すると、マウスの脳には、電気ショックに対応するニューロン集団ができます。

このように準備した上で、両方のニューロン集団を同時に人為的に活動させると、マウスは円柱形の部屋に入れられたときだけ、電気ショックに備えて体をすくめるようになります。円柱形の部屋の記憶と電気ショックの記憶は無関係だったはずなのに、2つのニューロン集団を同時に刺激しオーバーラップさせることによって、円柱形の部屋と電気ショックが関連づけられたのです。

これは、2015年に『セル・リポーツ』で発表した成果です(注10)。関係のない記憶同士を人工的に連合させて、「現実には起きていない出来事」を「実際にあった記憶」としてマウスの脳に焼き付けることに成功したのです。

記憶は操作できるのか

さらに、2017年にはマウスでいったん連合させた記憶を、人為的に切り離すことにも成功しました。既存の記憶をくっつけて、全く新しい記憶をつくったのですから、分けることだってできるはずです。

これは『サイエンス』で発表できました。(注11) 記憶の連合に関する実験で分かったのは、記憶同士がくっついている状態というのは、それぞれのニューロン集団が重なり、2つの記憶に対応するニューロン集団が同時に活動することが必要だということです。その重なりの神経活動を抑えたら、それぞれの個別の記憶は残ったまま無関係になりました。

記憶の不要な結びつきを解消できるようになれば、PTSDなどの精神疾患の治療に将来的に役立つ可能性があるとして、世界的に大いに関心を持ってもらえました。

記憶力低下を抑止できるかも?!

最初は海馬で記憶されたものが、時間が経つにつれて大脳皮質へ移動し、大人になってもできる新生ニューロンがこの記憶の転移を行っていることをお伝えしました。

この神経新生を促進させれば、古い記憶をどんどん大脳皮質に転送し、海馬の容量を空けておくことができます。若い頃は神経新生が活発ですが、年を取ると衰えてきます。ならば、神経新生を促進できれば、加齢による記憶力の低下を阻止できるのではないかと仮説を立てました。まだ解明できてはいませんが、海馬から大脳皮質への転送時間の確保のためにも睡眠が重要でしょう。

他にも実験で証明されている、神経新生に有用である方法として挙げられるのは、運動とイワシやサバといった青魚に多く含まれるオメガ3系不飽和脂肪酸として知られるDHAとEPAの摂取です。

DHAとEPAの摂取の重要性については2012年に、国立病院機構災害医療センター精神科の松岡豊医師によって論文にまとめられました。成果が上がったケースの1つとして、交通事故で負傷した入院患者を対象に、入院直後から3か月間、DHAとEPA入りの錠剤を服用してもらったところ、3か月後のPTSDの発症率が服用しない場合に比べて有意に減少していることが示唆されていました。

今後さらなる研究が進んで、臨床での応用も望まれるところです。

ファイナルゴールは脳の原理の解明

『セル』や『ネイチャー』そして『サイエンス』のような世界トップクラスのジャーナルを、トップジャーナルとよびます。この三大学術誌は、それぞれの頭文字を取ってCNSとよばれています。これらには世界中の研究者が論文を投稿しますが、ほとんどは採択されません。採択率は1桁台、つまり100本のうち数本しか採択されないのです。

こうしたトップジャーナルで論文を発表するには忍耐力、粘り強さが必要です。ある成果が出ても、それが中途半端なものであれば発表してもたいした意味はないと思います。その成果を次の大きな疑問につなげてさらに大きな成果として発表することで、自分の研究分野だけでなく、ほかの分野や、さらには世の中全体に影響を与えられると思うからです。将来の科学全体の土台となるような研究を目指すべきというのが僕の信念なのです。

研究を行う動機もとても大事です。それは決して、トップジャーナルに載るためであってはなりません。トップジャーナルに載れば、職も研究費も得やすくなります。顔や名前を知られるようになるかもしれません。でもそのようなことを目的にすると、不正やデータの改ざんも生まれやすいのです。

こんな話をすると、「またか」という顔をされがちですが、大事なことなので僕はくり返し大学院生やポスドクたちに伝えるようにしています。

研究を行う動機は、僕らの場合であれば、脳の原理もしくは自然現象の原理を明らかにするためであるべきです。このような壮大なファイナルゴールを設定することで、何が疑問点か、何を研究テーマとするべきかが見えてくるのだと思います。

記憶のキャパシティは無限大?!

脳がいかにすごいか、もう1つのトピックを紹介しておきましょう。

先ほど、A～Iの9個のニューロンの例を出しました。この9個のニューロンから生じる3個のニューロンの組み合わせは、84通りです。つまり、あくまで3個で1つの記憶ができると仮定した場合ですが、9個のニューロンでは、84個の記憶をつくることができることになります。

では、実際の脳では理論上、どのくらいの記憶をつくることが可能なのでしょうか?

マウスの海馬には、50万〜100万個ほどのニューロンがあります。そして、1つの記憶に対して一斉に活動するニューロンは、約2万5000個です。赤色という記憶に対応するニューロンは、マウスの脳の場合、実際には約2万5000個あるというわけです。

先ほどと同じように、何通りの組み合わせが可能か計算してみると、なんとそれは観測可能な宇宙にある原子の総数（10の80乗＝100億を8回掛け合わせた数）より多いのです！

マウスでこれだけなので、ヒトならもっと多いことになります。

僕たちの脳の記憶のキャパシティがどれほど巨大か、実感していただけるでしょうか。それは実質、無限大なのです。

コラム1

世界トップレベルの研究を行うには① 最も重要な疑問に取り組む

僕は富山大学に赴任してから、ラボのメンバーと共にいくつもの論文を発表してきました。その多くはトップジャーナルに掲載されています。ノーベル賞を受賞するような研究は、これらのトップジャーナルから出ることでも有名です。ノーベル賞は、自然科学、人文科学を含め6つの部門がありますが、脳科学が対象となるのは、生理学・医学賞しかありません。

どれだけ研究に年数を要したとしても、論文は、量より質です。というより、「質が何より重要である」と強調したいと思います。

後世の科学研究や社会に影響を与えるような、質の高い論文を目指す――それこそが、世界トップレベルの研究であると思います。本でたとえるなら、ベストセラーではなくロングセラー。100年後も、世界中の新たな読者に愛読されるような名著でなくてはいけません。

ここで、フランスの著名な数学者であるアンリ・ポアンカレの名著をご紹介させてください。三体問題やポアンカレの定理で知られていますが、現代の数学や物理学の基礎を築いた彼が書いた『科学と方法』は、物理学者の大栗博司先生（東京大学国際高等研究所カブリ数物連携宇宙研究機構教授）にも影響を与えた一冊です。

大栗先生は、著書の中で、ポアンカレの研究にまつわる大きな問いを和訳して紹介しています。

その特定の事実以外には何も教えず、何も新しいものを生み出すことのない発見がある。……これに対し、その一つひとつが新しい法則を教え、大きなリターンをもたらす発見がある。研究者は、選択をしなければいけない以上、後者のような発見に取り組むべきである。

（『探究する精神 職業としての基礎科学』幻冬舎）

価値のある研究というのは、幅広い自然現象を説明できて多くの科学の発展につながるもの、そして、自然の真実を明らかにするものです。トップジャーナルに論文を出すことは手段であり、目的にしてはいけません。

では、世界最高水準の優れた研究のために、必要なことは何でしょうか。

まず最優先すべきなのは、「最も重要な疑問に取り組むこと」です。取り組んでいる疑問がそもそもあまり重要ではないと、仮に成果を出せたとしても影響力のあるものになりません。

僕がアメリカのカンデル研へ〝修業〟に行ったとき、まわりには世界トップレベルの研究者がごろごろいました。カンデル先生は2000年にノーベル生理学・医学賞を受賞しましたし、その他に身近で働いていたのは、リチャード・アクセル博士、リンダ・バック博士（2004年に嗅覚系の研究で共にノーベル生理学・医学賞を受賞）など、トップジャーナルに載る論文の著者ばかり。

最初は「自分とは全く異なる才能の持ち主たちで、極めて優秀なんだろう」と遠くから眺めていたのですが、実際に議論をしてみると、考えていることは似ている し、意外に普通に話せるのです。世界最高レベルの研究者と同じ日常を過ごす環境にいると、彼らは別世界の人間ではなく、自分と素養や能力がそれほど格段に違うわけではないと感じました。

そして気づいたのです。唯一、大きく違った点は、彼らは、「今、この分野で最も重要な疑問」を把握する能力が高いということ。そのため、数え切れないほどある研究上の疑問点の中から、これだとターゲットを見定め、そのゴールを目指して邁進《まいしん》できるわけです。

普段から彼らは非常にフランクにいろんな人と議論をします。「おしゃべりばっかりしているな」と渡米当初、僕は思っていました。でもこの議論やおしゃべりは研究を進める上で、とても大事なことだったのです。

僕のラボでも、研究テーマを決める際にはメンバーと徹底的に議論をします。1つのテーマに3か月ほどかけることもざらです。その議論で、「それは今、いちばん重要な疑問なのか？」「その疑問には、普遍性があるか？」「その疑問は、ひとことで表現できるか？」について、しつこく話し合います。

僕たちの研究では、マウスを使った実験を行いますが、実験をどう進めるかを決める前にはとことん考える、徹底的に議論することが不可欠です。そうすることで、無駄な実験をせずに済みますし、生産性が高まるのです。

研究を始める段階で、想定される論文の図やグラフをスケッチすることも有効です。ゴールまでの研究の流れをしっかりとイメージした上で、実験を行うべきなのです。この図やグラフは実験結果に応じてつねにアップデートしていきます。

普遍性というのは、一般性とも言いかえることができます。ほかの分野の研究者も面白いと興味を持ってくれるテーマかどうか、一般の人でも理解できる疑問かどうかを何度も問います。同じジャンルの研究者しか理解できない、専門知識のある人だけが面白がるテーマには、普遍性はありません。

そして、疑問をひとことで表現できるかどうかも、大事なポイントです。

「アイドリング脳」もそうですが、「iPS細胞」や「オートファジー」などもひとことで表現できるネーミングですね。長々と説明しないと伝わらないようなテーマでは、世界トップレベルを目指すことはできないでしょう。

とことん考え、徹底的に議論を重ねたとしても、画期的なアイデアが出てこない場合は当然あります。そのようなときは、アイドリング脳を活用します。潜在意識にゆだねるのです。徹底的に議論したあとなら、より効果的です。

国際的に独自性や優位性を持つ世界水準の研究のための「最も重要な疑問」は、一朝一夕にたどりつけるものではありません。しかし、普段から考える習慣を身につけ、いろんな人と議論をし、ときには思い切って行動に移すことで、きらりと光る一等星のような疑問点が見えるようになるかもしれません。

第2章　忘れた記憶も脳に存在している

エメラルドグリーンの海でひらめく

第1章で、記憶の連合に関する研究を紹介しました。マウスを使った実験では、強制的に異なるニューロン集団を同時に活動させ、記憶を連合させることができます。

僕たちの脳でも、同じようなことが起きているでしょう。もともと無関係だった記憶同士を連合させて、新しい記憶をつくり出しているのです。それは僕たちの脳で日々起きていることであり、もしかしたら僕たちひとりひとりの性格や人格に影響しているかもしれません。僕の研究人生の根っこにある「人間とは何か」という哲学的問いの答えにつながりそうです。

ところで、このような記憶の連合の研究を思いついたのは、ほかでもない、僕がアイドリング脳を働かせたときでした。

それは、2010年のこと。カリブ海のアルバ島というリゾート地で開かれた神経科学の研究会に参加していたときです。ぜひ、アルバ島で画像検索してみてください。景観が美しく、素晴らしい環境に圧倒されるはずです。

参加者は50名ほどの比較的少人数の研究会で、神経科学のPI(Principal Investigator)、つまり研究室の代表者ばかりが集まりました。世界レベルで研究をリードするような人たちはほとんど顔見知りです。大きな研究会になると、参加している人たちの注意がどうしても散漫になりがちですが、そのときは一部屋に集まって、見知った人たち全員が同じテーマで議論できるので集中の度合いが違います。私は『セル』に発表した論文の内容を講演しました。

午前中みっちりと神経科学の研究発表を聞いて、散々議論したあと、自由時間がありました。そこで、友人のアメリカ人やカナダ人と一緒に4人くらいで海辺へ行き、エメラルドグリーンのサンゴ礁の海を見ながら午前中に聞いた研究発表の内容を引き続き議論しました。ひらめいたのは、そのときです。

頭の中で、記憶がどのようにして知識に結びつくか、それはどう人格と関連づけられるか、どのようにすれば研究ができるか。研究のストーリーがまさにひらめいたのです。日本に帰る飛行機の中で、研究計画の原案がほとんど完成していました。

エメラルドグリーンの海を眺めていたとき、僕は一生懸命に、頭をフル回転させて考えていたわけではありません。友人たちと会話していたのですから。でもそれがよかったのでしょう。

その証拠になるか分かりませんが、実は一緒に談笑していたアメリカ人やカナダ人のPIたちものちに同じような内容の論文を『サイエンス』や『ネイチャー』で発表したのです！　これは、僕たちの論文だと、第1章の注釈11の『サイエンス』に掲載された論文にあたります。

同じような内容の論文をほぼ同じ時期に発表したということは、全員がエメラルドグリーンの海を見ながら、アイドリング脳を働かせていたともいえるのではないでしょうか。僕は、アルバ島でひらめいたことを彼らには内緒にしていましたから、共有したことはないにもかかわらずです。

エメラルドグリーンの海、研究者との談笑、午前中の学会……そのようなものが複合的に作用して、大きなひらめきにつながったのかもしれません。いつか機会があったら、彼らに確かめてみたいところです。

アルバ島の翌年、2011年にタヒチで行われた研究会でも、僕は大きなひらめきにめぐりあいました。その成果は記憶のアイデンティティに関するもので、2018年に『サイエンス』で発表することができました。(注1) エメラルドグリーンの海は、間違いなく僕のひらめきのホットスポットなのです。

温泉地でもひらめく

ただ、そうそう日常的にエメラルドグリーンの海に出かけられるわけではありません。国内にいるときは、自然に囲まれた温泉が僕のホットスポットです。長いときは

1週間ほど温泉地を転々とし、そのときばかりはメールや電話もシャットアウトして、ひたすらアイドリング脳を働かせます。

僕は今、富山大学大学院医学部生化学講座で18名の大学院生やポスドクと共に研究を進めています。生化学講座のほかいくつかの講座が集まって、アイドリング脳科学研究センターを構成しています。僕の講座は、18名のうち10名が博士号を持っているという、いわばプロの集団です。

よく驚かれるのですが、メンバーの多くは海外からやってきた研究者です。そのため公用語は英語で、セミナーも英語で進行します。

特に多いのがエジプトからの研究者。これには理由があります。僕が富山大学にやってきた2009年当時、前任者の教授が残していった助教のひとりがエジプト人研究者でした。僕は、研究においては非常にシビアな人間なので、自分が来たからには居残りの助教にはすっぱり辞めてもらうつもりでいました。

ところがそのエジプト人研究者モハメド・シハタさんが、僕と一緒に神経科学をやってみたいと言ったのです。それならばと一緒にやってみると、とても優秀で、素晴らしい仕事をしてくれたのです。それからというもの、毎年のようにエジプトのカイロ大学から優れた大学院生を紹介してもらっています。

僕の出す条件はただ1つ。「大学のトップ1%の学生を紹介してほしい」というものです。世界トップレベルの研究を行うためには、そのくらいの学生でないと務まりません。自分の頭で考えられる、そして大事なクエスチョンが理解できる、そんな学生がエジプトからこの富山大学に来てくれているのです。

彼らと共に、十数個の異なるテーマの研究を進めていると、行き詰まることがしょっちゅう出てきます。大体において、考えた仮説の多くは失敗です。ものになりません。うまくいくまで、ひたすら忍耐、忍耐です。

温泉地にいる間は、温泉に入る度に、1つの研究テーマについてぼんやりと考えます。一生懸命考えるわけではなく、あくまでも「ぼんやり」とです。すると、行き詰まっていたことの解決策が見えることがあります。ひらめくのです。温泉につかってぼんやり考えることが、僕のアイドリング脳を働かせるのです。

もちろんひらめいた解決策がいつもうまくいくわけではありません。ぴたっとゴールまではまらないパターンもあるのです。そのようなときは、くり返すのみです。くり返しアイドリング脳を働かせ、解決策を見いだしていくと、あるときぴたっとはまるのです。

ひらめく場面は、人それぞれ

ひらめきとは一体なんでしょうか？

古代中国では、馬上・枕上・厠上だとアイデアが思いつきやすいといわれていました。これを現代に置き換えると、乗り物に乗っているとき、寝ているとき、ひとりでいるときでしょう。

皆さんはどんな環境や条件が揃うときに、ひらめきやすいでしょうか？

僕がまわりに聞いてまわったところでは、満員電車に揺られているときにひらめく、という人がいました。特に夕方のラッシュ時がよいそうです。僕自身も経験していますが、海外出張のときの飛行機もひらめくにはよい場所です。聞くところによると、作家さんの中にはストーリーをひらめくために、何の用もないのにわざわざ欧米行きの飛行機に乗って帰ってくるだけの人もいるとか。20時間ほど空の上にいるのが影響しているのでしょうか。

その他では、風呂につかる、知らない場所を散歩する、ジョギングする、家で音楽を聞くなど、ひらめきやすい状況は人によって異なると思います。カフェのような少々ざわついた場所がよいという人もいるでしょう。皆さん、それぞれにひらめきやすいリラックス方法があるようなので、色々と試してみるといいかもしれません。

共通するのは、何かに集中していない、ということです。おそらく何かに集中していると、脳はアイドリングの働きを抑えてしまうのだと思います。単純な作業や運動をしていてもいいけれど、頭はぼーっとしているのがアイドリング脳を働かせるコツです。

寝ている間に夢の中で解決策がひらめく、という人もいます。歴史的快挙の例でいえば、化学者のケクレ（1829〜1896）は、夢の中でベンゼン環の構造をひらめきました。同じく夢の中で解決策を見たのが、元素周期律表を発見したメンデレーエフ（1834〜1907）です。ケクレもメンデレーエフも、それまでの間、ひたすら考え、考え抜いたことでしょう。それでも答えが分からない。しかしあるとき、正解を夢に見るわけです。

日本の理論物理学者、湯川秀樹博士（1907〜1981）の大発見にもアイドリング脳が関係しているかもしれません。湯川博士は、原子核の中で陽子と中性子を結びつけている物質を見つけようとしていました。

ある晩、布団で寝ているときに「中間子」のアイデアがひらめいたといいます。すぐに枕元のノートに書きとめました。この成果により、日本人初のノーベル賞を受賞したのです。

突然のひらめきや独創的なアイデアは言うなれば、ゼロから生み出すというより無関係な考えの思いも寄らない組み合わせ、つまり記憶の連合の産物なのです。

睡眠中も脳は活動している

ぼーっとリラックスしているとき、もしくは眠っているとき、脳は何をしているのでしょうか？

次ページの図は、マウスの大脳皮質前頭前野（おでこの裏にあたるところ）のニューロンの活動を、学習中と睡眠中で見比べたものです。実験では、マウスの脳の大脳皮質のあたり（人の爪先より小さい）に、小型顕微鏡（横幅が7〜8ミリ、高さが1・5ミリ程度）のレンズを刺して、ニューロンの活動を見ます。波打つ横線の1本1本がそれぞれ1つのニューロンを表しています。

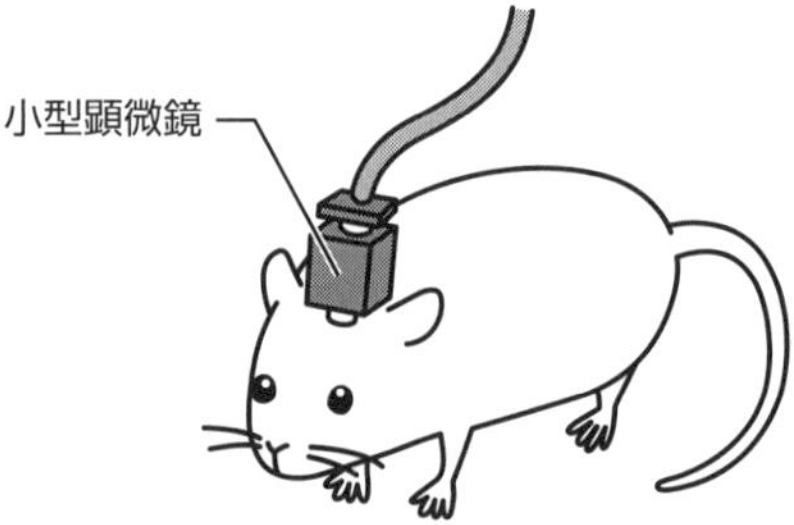

脳はつねに活動している

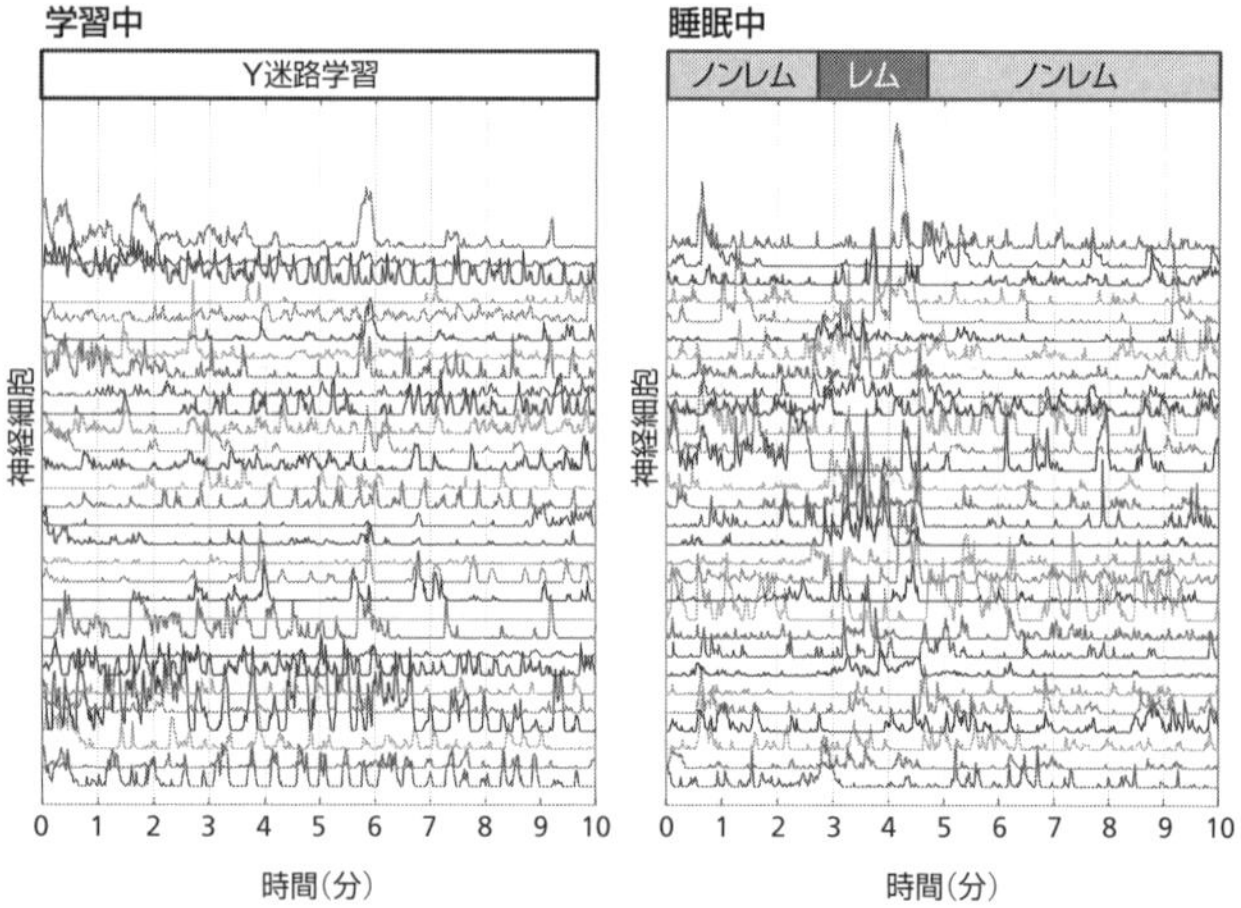

出典：富山大学
野本真順准教授

細かく見ていただく必要はありませんが、全体を眺めてみて、どうでしょう。学習中と睡眠中では、どちらがより活動的でしょうか？ そうです。マウスは学習中も睡眠中も定量的に見て神経活動に変わりはなく、どちらも活動的です。

睡眠中だからといって、ニューロンは休んでいるわけではないのです。睡眠中でもニューロンはさかんに活動している一方で、記憶の中枢である海馬は睡眠中に活動が低下します。つまり脳全体が睡眠中に活発になるわけではなく、大脳皮質の一部の領域が活発になっているのです。

海馬は睡眠中に記憶を定着させる働きをしていますが、大脳皮質が行う複雑で高度な活動に比べたら単純なことをしているに過ぎません。

では、睡眠中やリラックス中に大脳皮質のニューロンは何をしているのか？

それこそが、僕たちの掲げている大きなクエスチョン（疑問点）です。

研究のカギを握る、光遺伝学

リラックスしているときには、何かに集中しているときには見られない、特異的な脳の活動があることは、1990年代後半から知られています。主にPET(陽電子放射断層撮影)やfMRI(機能的磁気共鳴画像診断)によって脳の活動を調べることで分かってきたことです。

そうした、リラックス時に特有な脳活動のことを「デフォルト・モード・ネットワーク(DMN)」といいます。デフォルト・モード・ネットワークの機能や役割については研究が進められている段階で、はっきりしたことはまだ分かっていません。しかし、生きていく上で本質的に必要な働きを担っているのだろうというのが大筋の理解だと思います。人間だけではなく、ヒト以外の霊長類やネコ、げっ歯類でもデフォルト・モード・ネットワークが見られるとのことです。

僕の見立てでは、デフォルト・モード・ネットワークとアイドリング脳はかなり重なりが大きいものだと思います。ただし、それぞれまだよく分かっていないことが多いため、共通点や相違点も解明中というのが正直なところです。

アプローチの仕方は異なっています。デフォルト・モード・ネットワークは観察ベースの研究です。被験者（人間でも人間以外でも）をリラックスもしくは学習状態に置き、そのときの脳活動をPETやfMRIで観察するというものです。

一方、僕が行いたいのは、因果関係を含めた研究です。つまり、リラックスしているときに、ある部分のニューロンが活動することを確認するだけではなく、その部分のニューロンを活動させたら、新しい情報処理が行われていると実証することです。因果関係を含めた研究ができるのは、僕が「光遺伝学」という画期的な手法を使っているからです。記憶の研究でも、アイドリング脳の研究でも、使っています。

光遺伝学とは、特定の発光を感じるニューロンを人工的につくり、そのニューロンを操作する技術のことをいいます。そのようなニューロンをつくる際にニューロンの遺伝子を改変するため、遺伝学という名がついています。どのように改変するかというと、ニューロンの遺伝子の中に、ある種の藻類の遺伝子を入れ込みます。藻類では、細胞表面にあるタンパク質が青い光を感知すると、光合成がはじまります。タンパク質がスイッチの役目を果たすわけです。このスイッチをニューロンに取り付ける、というのが光遺伝学のアイデアです。この技術を用いることによって、マウスの記憶を強制的に連合させることもできたわけです。

たとえば偽記憶をつくるときは青い光に反応してニューロンを活発にさせるタンパク質を、記憶を切り離す実験ではオレンジ色の光に反応してニューロン活動を抑えるタンパク質をという感じで、使い分けています。

自然科学の研究には、こういった革新的な技術の開発がとても大事です。解くべき謎が見つかっても、技術がないために研究を進められないケースはよくあります。光遺伝学のような新しい技術が開発されることで、研究が進展し、新しい概念が発見されていくのです。

光遺伝学を開発した第一人者のひとりがアメリカのカール・ダイセロス博士です。

光遺伝学が確立されたおかげで、神経科学の研究は飛躍的に進歩しました。その功績により、毎年、ノーベル賞を受賞するのではないかと期待されている人のひとりで、もしダイセロス博士が受賞したら、僕に取材させてほしいというメディアからの「取材待機」依頼がくることもあります。これから先、ダイセロス博士の受賞が現実になる日は近いと信じています。

睡眠中に記憶は選抜される

僕がアイドリング脳研究をはじめた2017年の時点で、潜在意識下の脳機能について確実に分かっていたことは、2つだけでした。

1つ目は、睡眠が記憶の定着に重要である、ということ。睡眠が極端に少なかったり睡眠をとらなかったりすると、記憶できなくなります。これは科学的に実証されていたことです。

2つ目は、科学者による大発見など、高次の脳活動にとってアイドリング脳が重要らしい、ということです。これは歴史的な事実が物語ることです。

この2つについては誰も異論がないと思います。

しかし、どちらともそのメカニズムについてはほとんど分かっていませんでした。

1つ目の「睡眠と記憶」に関して、僕らが重要な研究成果を出すことができたのは2019年のことでした。『ネイチャー・コミュニケーションズ』で発表したものです。(注2)記憶の研究として進めていたものですが、結果的にはアイドリング脳に結びつく成果となりました。その内容を少し詳しく紹介しましょう。

第1章で、1つの記憶は、1つのニューロン集団が担うという話をしました。ところが僕たちが実験してみると、実はニューロン集団はいくつもの亜集団（小さなグループ）に分かれていることが分かったのです。実験では、マウスを初めて入る四角い部屋に移すなどして、新しい経験をさせます。その瞬間にマウスの脳で活動するニューロン集団を特定してみるのですが、それは亜集団に分かれていたのです。おそらく、マウスは「四角い部屋」という大枠で記憶しているのではなく、壁の角度や、壁や床の形状などに断片化して記憶しているようなのです。

面白いのは、ここからです。

この断片化された記憶を担うニューロンの亜集団を追跡してみると、40％ほどが睡眠中に再び活動していたのです。これは「リプレイ」とよばれている現象です。40％ほどの記憶の断片が睡眠中に無意識に思い出されていたわけです。

さらに、翌日もう一度、前日と同じ四角い部屋に入れると、睡眠中に活動していた約40％の亜集団が優先的に活動していることも確認できました。

マウスの脳で何が起こっているのか？

僕らはこれを、睡眠中に、記憶の断片の「選抜」と「定着」が起きた、と考えました。四角い部屋には多くの情報がありますが、そのうち大事な情報だけを眠っている間に「選抜」し、脳に「定着」させたのです。起きて、活動している間には選抜・定着は起きません。眠ることが必要なのです。

ここまでで分かっていることを整理すると次のようになります。

・睡眠中にリプレイすることによって、記憶が定着している
・覚えておくべき記憶と忘れる記憶を選別している
・覚えている記憶の断片だけをリプレイしている

僕たちの脳でも、同じことが起きているでしょう。

学習したことは、無数の断片として記憶され、睡眠中に選抜・定着をしていると考えられます。すべてを覚えておくことは、無駄なのかもしれません。コスト・パフォーマンスを上げるため、大事なことだけを選抜し定着させている。そして次にそれらの記憶を優先的に思い出すようにしているのです。

ただ、不思議なのは、どのように選抜の基準を決めているのか、という点です。一

体どうやって重要かそうでないかを決めているのでしょうか？　これは未解決ですが、これから明らかになっていくでしょう。

忘れた記憶の痕跡は、脳に残っているか？

脳が大事な記憶だけを選抜し、定着させているなら、「忘れた（と思っている）記憶」は消滅してしまったのでしょうか？　僕たちはそうした記憶の痕跡は、脳に残っているのではないかという仮説を立てました。

脳に蓄えられた記憶は記憶痕跡とよばれますが、これはニューロン集団のことです。神経科学の用語では「エングラム」といいます。忘却した、つまり神経活動が起きないエングラムは「サイレント」であると考え、僕は忘れた（と思っている）記憶の痕跡を「サイレント・エングラム」とよんでいます。

ニューロン集団そのものは存在しているけれど、神経活動は起きない状態を意味します。サイレント・エングラムは脳に残っている、というのがこの仮説です。

アイドリング脳を働かせて、ひらめきを得るとき、それは無から生じるのではなく、膨大な記憶の積み重ねから得られているはずです。しかし、僕たちは通常、多くの記憶を忘れてしまっています。もしくは、思い出すことができません。

ということは、思い出せない＝一見すると忘れてしまった記憶でも、その痕跡は脳に残っているのではないか、と考えて生まれたのが前ページの仮説です。サイレント・エングラムがひらめきの〝土壌〟となっているのではないか、というわけです。

さて、どうすれば証明できるでしょうか？

こんな実験を考えました。

まず、マウスが見たことのない同じ物体を2個用意します。それを部屋の隅にそれぞれ置きます。マウスはその部屋に入ると、見慣れない2個の物体を探索しにいきます。見慣れないものを探索するのは、マウスの習性です。

30分後、今度は1個の物体の位置を変えておき、またマウスを部屋に入れます。す

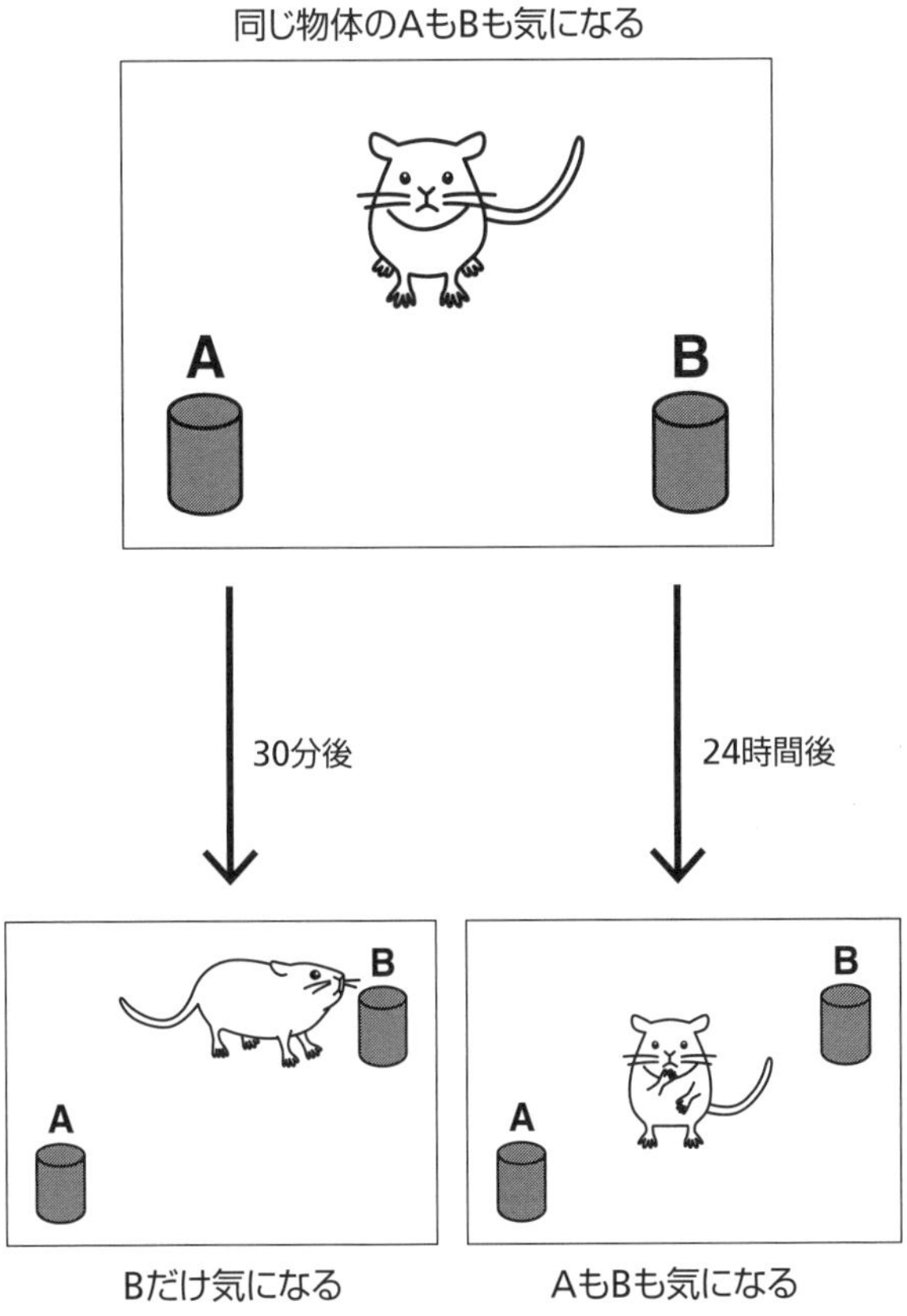
同じ物体のAもBも気になる
A
B
30分後
24時間後
B
A
B
A
Bだけ気になる
AもBも気になる

るとマウスは先ほどと位置の変わった物体を探索しにいきます。見慣れない場所にあるからです。もともとの位置を記憶しているので、移動したことが分かり、探索するわけです。

では、30分ではなく、24時間後に同じ実験をするとどうなるか？　マウスは、移動していない物体も、移動した物体も、同じ時間だけ探索するようになります。もともとの位置を忘れてしまっていて、2個とも新しいものと認識しているのです。

つまり、マウスが探索にかける時間を計測することで、記憶しているか忘れているかがはっきりするという仕組みなのです。ここまでが、準備です。

24時間後に、マウスはもとの位置を忘れてしまっていました。では、記憶の痕跡は残っているのでしょうか？　思い出せないだけで、痕跡は脳に存在しているのでしょうか？

それを明らかにするため、僕たちは、マウスが最初に部屋に入れられたときに活動したニューロンを特定し、光を感じるように改変しました。そして、睡眠を経た24時間後に部屋に入ったとき、そのニューロン集団に光を当てて、強制的に活動させさせました。すると、どうなったでしょうか？

マウスは、移動した物体だけを探索するようになりました。24時間後には忘れているはずなのに（その証拠に光を当てなければ両方の物体を探索する）、ニューロン集団を強制的に活動させたら、〝思い出した〟のです。

サイレント・エングラムは、存在していたと証明されたのです。疑いようのないきれいなデータが得られました。この成果は、２０２２年に『コミュニケーションズ・バイオロジー』で発表しました。(注3)

この実験のポイントは、「忘れた記憶でもエングラムが残っていること」です。サイレント・エングラムが脳に定着するには、睡眠中に海馬の神経活動が起きることが必要なのです。

さらに追加の実験により、24時間もしくは3日後に同じ部屋（物体の位置は変えない）にマウスを入れると、記憶が強化されることも分かりました。

くり返し学習したのち、睡眠をとることで、いったんは思い出せない状態になっても、強化することが可能なことが証明されたのです。脳は、忘れた記憶を痕跡として潜在意識下で保持し、将来の使用に備えているといえる結果が得られたのです。

一夜漬けの勉強にも意味はある

人間でも同じことが起きているでしょう。思い出せないだけで、僕たちの脳には記憶の痕跡が残っているのです。忘れたことにも意味はある、思い出せないだけで脳には残っている——。願望や希望的観測などではなく、科学的にそういえることを証明した、画期的な研究だと思います。

思い出せない記憶の数々が、僕たちひとりひとりの将来の活動を規定しているともいえるかもしれません。ポジティブな面でも、ネガティブな面でも、サイレント・エングラムが、もしかしたら、将来の行動や考え方、ひいては人格や個性に影響を与えている可能性もあります。

この研究成果は、日常的なことにも示唆を与えてくれます。たとえば、一夜漬け勉強。そんなことに意味はない、いや意味はある、という議論がありますが、僕たちのこの研究によれば、意味があることになります。

一夜漬け勉強をすると、すぐに忘れてしまいますが、その痕跡は脳に残っているのです。翌日には忘れていた参考書の内容でも、もう一度学習したら、しっかりと記憶することができた経験は誰もがあるのではないでしょうか。

これはおそらく記憶痕跡細胞が脳内に残っているからだと考えられます。マウスで3日なので、人間ならもう少し長く痕跡は残っているでしょう。

ただし、マウスの場合、6日後にくり返しても記憶の強化に効果はありませんでした。あまり間を空けずに再勉強するのがおすすめです。そして、睡眠をとることを決して怠らないようにしてください。勉強と睡眠はセットにしてこそ効果があるのです。

記憶は思い出す度に不安定に

過去に同じ体験をした者同士で話していても、記憶が食い違ったり、曖昧になったりすることは誰にだってあることでしょう。もし、10年以上前の記憶なら、すでに海馬から大脳皮質へ転送されています。記憶は、新しい情報が入ってくる度に、今まで蓄えられている古い情報に干渉します。古い記憶は影響を受けて、記憶の正確さが薄れていくのです。大脳皮質へと転送されているときに、選別は行われています。

なぜ、記憶違いが起こるのでしょうか。

2000年に、ニューヨーク大学のジョセフ・ルドゥー教授とカリム・ネーダー教授らによって、「記憶は思い出すと不安定になる」という論文が発表されました。それにより、獲得された記憶は保持されている状態で思い出すと、不安定化のサイクルに入り、再固定化されるという複雑なプロセスをたどっていることが明らかになりました。

一回覚えて、思い出して、記憶が不安定化して、再固定化する、そして類似体験したときにまた思い出す。

なぜ、こんな面倒な仕組みなのかと思われるかもしれませんが、記憶を書き換える能力は生物の進化を考えると生存戦略だともいえるのでしょう。過去の記憶を似たような新しい体験と一緒に再固定化して、普遍的な記憶にアップデートしたほうが合理的だし、コスパがいいからではないでしょうか。

ただし必ずしも思い出した記憶がすべて不安定になるわけではなく、思い出さない限り、不安定にはなりません。また、記憶の強さや思い出し方などによって、不安定さにもバラつきがあり、まだまだ研究が続けられています。

大脳皮質がないと、どうなる?!

1980年、『サイエンス』に、イギリス・シェフィールド大学の神経学者ジョン・ローバー氏による「あなたの大脳は本当に必要ですか?」という面白い論文が掲載されました。これによると調査の結果、ある学生の脳に通常の大脳皮質がほとんどないことが分かりました。しかし、その学生は大脳皮質がわずか2ミリ程度しかないにも拘わらず、IQが高く数学の賞を受賞するほどの優秀な能力を持っていました。日常生活やコミュニケーションにも問題はなかったのです。

では、海馬から大脳皮質に転送される記憶はどうなるのでしょうか。

この学生は幼少期に水頭症という病気にかかり、大脳皮質の発達が妨げられたと考えられました。大脳皮質がないぶん、脳の他の部分が大脳皮質の機能を果たすように発達したため、特に問題はなかったのです。大人になってから突然、大脳皮質が失われた場合と違って、幼少期のため脳は適応できたとされています。

また、この学生は昔の記憶をちゃんと覚えており、これは大脳皮質がほとんどなくても昔の記憶を思い出せることを示しています。このケースは非常に特殊ですが、通常は遠隔記憶は脳の特定の場所に保存されていると考えられています。ただし、人によって記憶の保存場所が異なる可能性もあります。

コラム2
世界トップレベルの研究を行うには② コンセプチュアル・アドバンスを出す

京セラとKDDIを創業し、カリスマ経営者として知られる稲盛和夫氏は、「人生や仕事の結果は、能力と熱意と考え方の3つの要素の掛け算で決まる」と提唱しています。僕はこれを研究に当てはめると、次のような方程式になると考えています。

研究成果＝研究能力×熱意×考え方

ここでいちばん大事なのは、考え方です。いかに能力や熱意が基準に達していたとしても、考え方次第で成果は大きく異なってしまいます。というのも、天才ではない僕たちがいい研究成果を得るためには、最初から無理だと無意識に諦めることが極めてマイナスだからです。

研究費、マンパワー、時間……といった足りないものや無理な理由を挙げるばかりで、本気で研究に向かっていると言えるのでしょうか。単に困難な状況を不可能だと思い込んでいないかと、問い直す必要があります。

コラム1でお伝えしましたが、世界トップレベルの研究を行うためには、まず「最も重要な疑問」を把握し、ゴールに定める必要があります。もしそのような疑問点が見つかったなら、研究を進める段階へ移行します。

研究の進め方には、最初から大きなゴールを狙った仮説を立てて実証するスタイルもあれば、自分が興味を持った些細《ささい》な現象を追究していくボトムアップ型もあるでしょう。

このとき決定的に重要な考え方というのが、「コンセプチュアル・アドバンスを出す」ということ。

コンセプチュアル・アドバンスとは、概念（コンセプト）の革新を意味します。それまで存在しなかった、もしくはそれまでの概念を覆すような、全く新しい概念や法則をつくり出す、ということです。いくつかのパターンに分けられると思いますので、ノーベル賞を受賞した研究を例にして具体的に紹介しましょう。

根本的な疑問に対する回答である

DNAは、生命体の設計図であり、生命の根源たる物質です。そのDNAの構造が「二重らせん」であることを突き止めた研究に対し、1962年にノーベル賞が贈られました。極めて根本的な疑問に対する回答であるという点において、コンセプチュアル・アドバンスを有しています。

予想外の発見である

2016年に大隅良典博士（東京工業大学栄誉教授）がノーベル生理学・医学賞

を受賞した「オートファジーの仕組みの解明」(生物が細胞内でタンパク質を分解して再利用するメカニズムを解明)や2018年に本庶佑博士(京都大学特別教授)が受賞した「PD－1／オプジーボの発見」(免疫抑制の阻害によるがん療法の発見)は、どちらも日本人による研究です。これらは、それまで誰も予想しなかったという点において、コンセプチュアル・アドバンスを有しているといえます。

自然のメカニズムに対する洞察を与える

2004年の「嗅覚遺伝子の発見」(「におい」を認識する遺伝子群を特定し、記憶するメカニズムを解明)や、2013年の「小胞輸送の解明」(細胞内の物質輸送を解明)、2014年の「場所細胞の発見」(脳内で空間感覚を担う神経細胞を発見)、そして2017年の「時計遺伝子の発見」(体内時計を制御する分子メカニズムの発見)などは、いずれも人体や自然現象のメカニズムの驚くべき一端や新しい視点を提示してくれるものという点において、コンセプチュアル・アドバンスを有していると思います。

技術的ブレイクスルーがある

１９８０年には、「ＤＮＡの塩基配列を決定する方法」を発見した科学者にノーベル化学賞が贈られました。遺伝子組み換え技術や、遺伝子が関係する病気の解明、遺伝子治療などは、塩基配列が分かったことによって実現した技術です。ｉＰＳ細胞の発見（２０１２年）もこのパターンのコンセプチュアル・アドバンスを有していると考えられます。

社会的インパクトが大きい

今や、発光ダイオードなしに社会は成り立ちません。２０１４年には、青色発光ダイオードの発見に対してノーベル賞が授与されました。多くの人の命を救っているという点で、「感染症治療薬の発見」（２０１５年）も社会的インパクトが大きい研究といえます。

ノーベル賞を受賞するような研究は、もちろんすべて世界トップレベルであり、人類にとっての偉業です。コラムでは、特に身近なものや、日本人にとってなじみのあるものを取り上げました。これらの研究には、コンセプチュアル・アドバンスがあります。研究を進める際には、コンセプチュアル・アドバンスがあるかどうかが重要なカギとなるのです。

加えて、これらの研究に共通することの1つに、国際的な独自性・優位性が挙げられると思います。ほかの人の真似をしていては、世界トップレベルに達することはできません。世界の誰も取り組んでいない、かつ極めて重要な疑問点となれば、世界トップレベルを目指せる度合いが高まります。

研究が進み、いよいよ論文を出せる段階になったとき、僕はいつもラボのメンバーに3つの問いかけをしています。

Can you answer these questions when you submit your paper?

1. What question did you address?
   Why is this the most important one?

2. What is the conclusion?
   Does it have a conceptual advance?

3. Can you convince general audiences the importance of your work?

論文を発表するにあたり、以下の質問に答えられますか？

1. 疑問点はどのようなものですか？
   なぜこれが「最も重要」と考えたのですか？

2. この研究の結論は何ですか？
   そこにはコンセプチュアル・アドバンスがありますか？

3. あなたの研究の重要性を一般の人に納得させることはできますか？

ラボには何個か掛け時計があるのですが、そのすぐ横にこの質問を書いた紙が貼ってあります。ラボのメンバーたちが1日に何度でも自然に見られるようにしてあるのです。それほど重要なクエスチョンだからです。

もし1つでも答えられない項目があるなら、その論文はまだ発表するべきではないと考えます。

第3章 ひらめきの瞬間をとらえた

睡眠中の脳活動における大発見

昔から睡眠中の脳が情報処理をしているらしいということは示唆されてきていました。しかし、ニューロンがどのような活動をして情報を処理しているのか、そのメカニズムはほとんど分かっていませんでした。

睡眠中に、脳は本当に「思考」しているのでしょうか。アイドリング脳研究をはじめるとき、僕たちはいくつかの仮説を立てました。

その1つが、「忘却した（と思っている）記憶の痕跡は、脳に残っていて、後にそれが利用される」という仮説です。これが証明できたことは第2章で紹介しました。

本章ではもう1つの仮説を紹介します。

「睡眠中に脳内では過去のいろんな記憶の組み合わせを試していて、その組み合わせの中から将来有用そうなものを選別しているのではないか。それが問題解決やひらめきに貢献する新しい知識をつくっているのではないか」という仮説です。

ひいては、「睡眠中の脳活動を操作することで、脳の機能を向上させられる」とも考えました。睡眠中の脳を刺激すれば、賢くなれる、という一見、突拍子もない仮説ですが、もちろんこれまでの研究に基づいた根拠のある仮説です。もともとこの着想の基になったのは、2015年の偽記憶をつくる研究です。脳に蓄えられている異なる2つの記憶を持つ細胞集団を人為的に活動させ、新たな記憶をつくり出すことに成功した経験から、新たな仮説に至りました。


さて、どのようにすればこれらの仮説を科学的に証明できるでしょうか？

僕たちは議論を重ね、実験をくり返しました。その結果として、2024年6月に『ネイチャー・コミュニケーションズ』で大きな成果を発表することができました(注1)。それは、予想外にも右の仮説の範囲をこえ、「ひらめき」や「潜在意識」に科学的な手法で迫ることのできた、世界に類を見ないものになりました。

睡眠中に脳が記憶を整理し、問題への対処能力が向上するといえる結果が導き出せたので、ここから、詳しく紹介していきます。

5つの部屋の関係性は？

実験を進めるにあたっては、疑問点を切り分けて、できるだけシンプルにする必要があります。今回の場合、僕たちはまず次のようなクエスチョンを掲げることにしました。

それは、「睡眠は推論に必要か？」です。

推論とは、すでに分かっていることから、未経験の結論を予想することです。僕たちはその中でも、特に推移的推論、平たく言えば三段論法を扱うことにしました。

三段論法とは、前提①A∨B（AはBを上回る）と前提②B∨C（BはCを上回る）という2つの前提を示されたときに、A∨C（AはCを上回る）という結論を導き出すことです。

簡単に説明すると、次の通りです。

前提①：アイスクリームは甘い。

前提②：バニラアイスはアイスクリームである。

結論：だから、バニラアイスは甘い。

実験では、A、B、C、D、Eの5つの部屋をつくりました。それぞれ、部屋の形と床の模様、壁の模様を変えてあります。

マウスに提示されるのは、このうち2つの部屋の組み合わせです。たとえば、AとBの部屋だけを提示します。スタート地点から歩き出し、マウスは両方の部屋を探索します。そして、Aの部屋に10秒間とどまったときにだけ、砂糖の入ったエサを与えます。マウスに「Aに行けば、報酬がもらえる」ことをインプットするわけです。AとBの関係は、A∨Bです。マウスはこの関係を理解し、記憶できます。

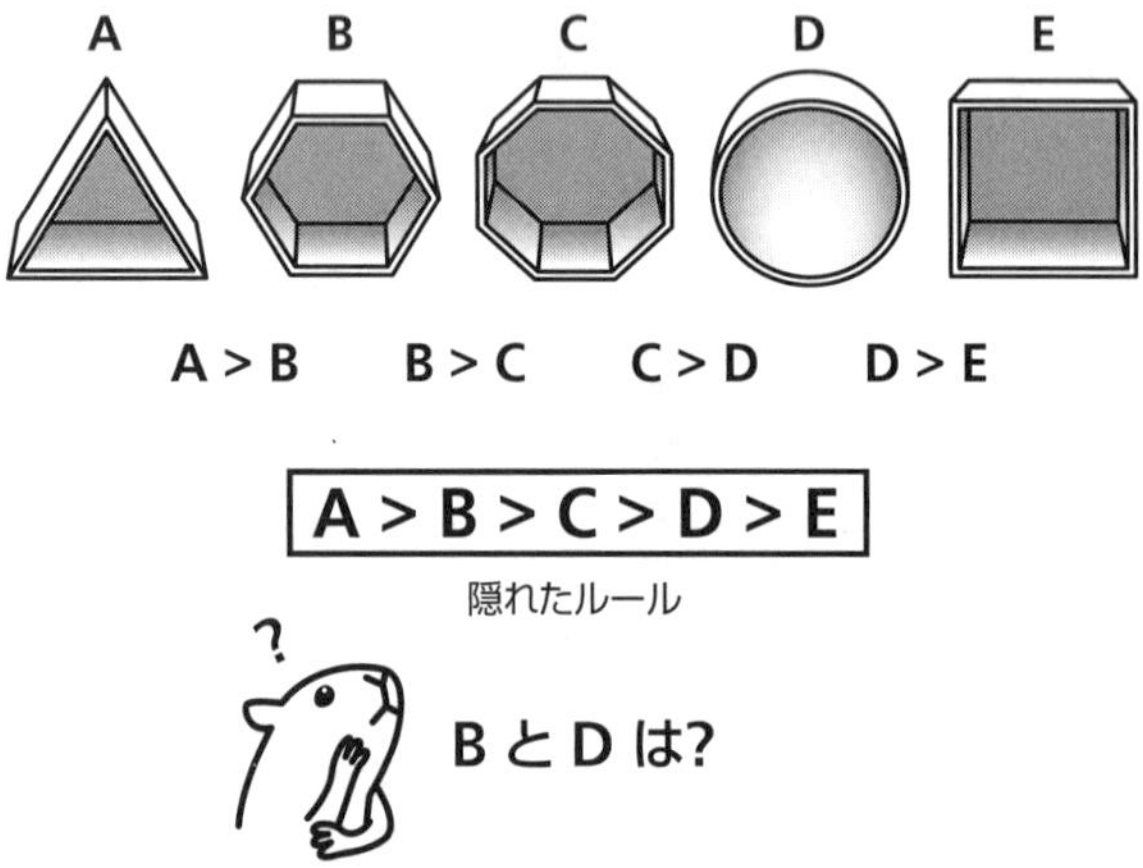

同じようにして、BとC、CとD、DとEの組み合わせでもインプットを行います。つまり「A－B」「B－C」「C－D」「D－E」の組み合わせの部屋を示して、アルファベット順が早いほうに入れば報酬を与えるというトレーニングです。

このトレーニングを14日かけて入念に行ったあと、今度はマウスが初めて見る組み合わせをテストします。それはBとDの組み合わせです。

実験には、A＞B＞C＞D＞Eという隠れたルールが存在しています。

皆さんは上の図を見て、案外たやすくク

リアできるだろうと思うかもしれませんが、実際にイメージしてみてください。どれかの部屋に滞在すると報酬をもらえるということさえ知らずに、何も情報を与えられていない状況で、広大な部屋の前に置き去りにされたと仮定して、このトレーニングがいかに難しいか。シンプルなルールで簡単に理解できるものではなく、説明も関係性も不明な状態だとすぐには理解できないトレーニングなのです。

では、この部屋の関係性をマウスは推測できるのか？　というのがこの実験で問いたいことです。そのために、BとDの組み合わせをテストするわけです。ちなみにAとEの組み合わせであれば、マウスはほぼ100％正答します。Aはつねに優位な部屋であり、Eはつねに劣位な部屋なので、その関係は簡単に理解できてしまうのです。

BとDの部屋を提示した結果はどうだったかというと、最後のトレーニングを終えて30分後の1回目のテストでは、マウスはBもDも同じくらいの時間をかけて探索し、片方の部屋にとどまることはありませんでした。つまり、B＞Dという正解にたどりつけなかったのです。

しかし、その翌日に2回目のテストをすると、はっきりと正解にたどりつきました。

1回目と2回目のテストの違いは、睡眠です。1回目と2回目のテストの間に、十分な睡眠を取ったマウスは迷いなく、Bの部屋に進んでいき、エサを獲得したのです。

何十匹ものマウスで実験を行っていますが、正答率は90％以上でした。驚くべき結果だと思います。

さらに翌日に3回目、翌々日に4回目のテストをしても、結果は同じ。マウスは、B＞Dという隠れたルールを完璧に推測できていました。

ここから言えることとは、マウスは推論ができる。ただし、推論できるようになるためにはトレーニング直後の睡眠が必要だろう、ということです。

ここまでが第一段階です。

睡眠との関係は？

次に、睡眠がどのように推論に影響しているかを調べました。

マウスが推論で使っている脳（前帯状皮質：大脳皮質の一部）のニューロンの活動を、トレーニング後に抑制する実験を行いました。

抑制した時間は、①起きているとき、②ノンレム睡眠中、③レム睡眠中です。マウスでも人間でも、寝ているときに脳の活動を計測すると、ノンレム睡眠とレム睡眠の大きく2パターンに分かれます。

レム睡眠中（浅い眠り）は、目はつむっていますが、眼球運動が見られます。脳波の動きは激しくなります。一方、ノンレム睡眠中（深い眠り）は、眼球運動が見られず、脳波の動きは比較的ゆっくりしています。

人間の場合、ノンレム睡眠とレム睡眠が1セットとなり約90分です。これを寝ている間に何度かくり返します。レム睡眠は、必ずノンレム睡眠のあとにやってきます。マウスの場合はもっと短時間で寝たり起きたりをくり返しますが、ノンレム睡眠のあとにレム睡眠がやってくる点は人間と同じです。

レム睡眠中は眼球運動と同時に脳が活発に活動していて、その間に夢を見ています。夢を見て脳は非常に激しく活動していますが、身体の筋肉は弛緩《しかん》した状態です。脳が夢を見ているときに体が反応して動くと、無意識の状態で歩き回ることになり大変です。

①起きているとき
②ノンレム睡眠中
③レム睡眠中

これら3つの時間にマウスのニューロンの活動を抑制すると、はっきりとした結果が見られました。

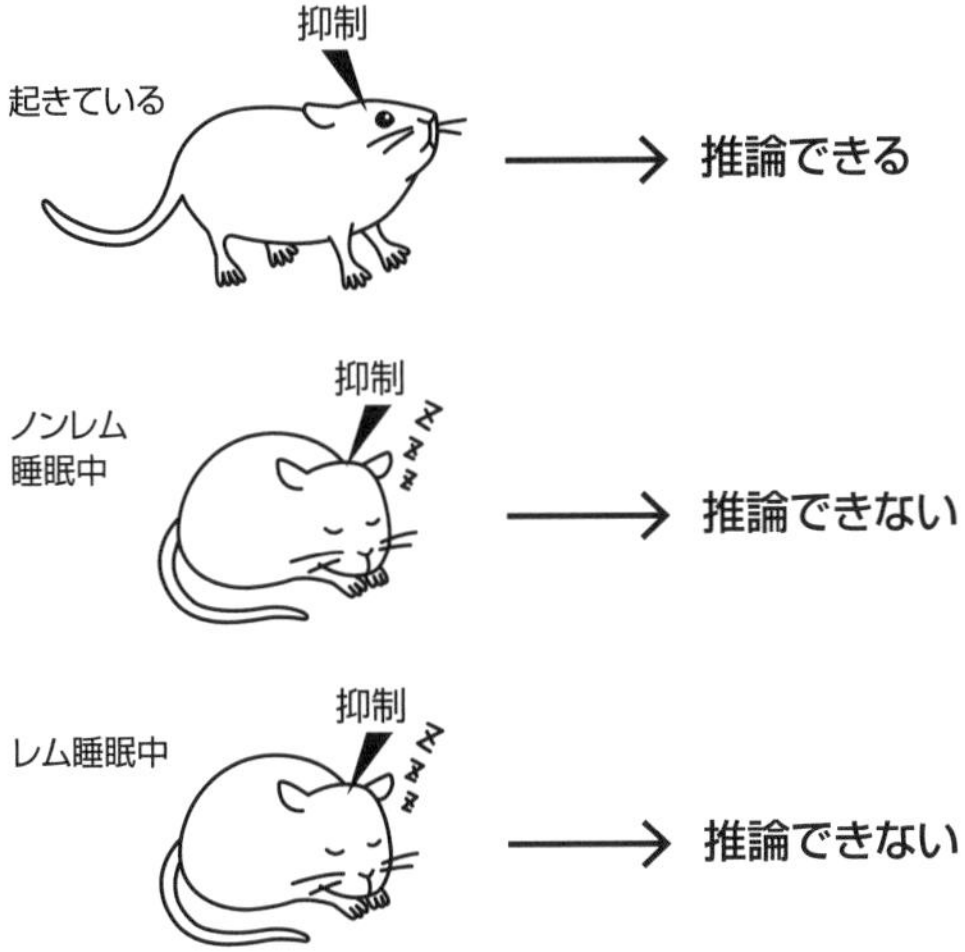

起きている間にニューロンを抑制しても、推論には何の影響もありませんでした。マウスは1回目のテストでは推論できませんが、2回目以降は完璧に推論ができます。

ところが、ノンレム睡眠およびレム睡眠中にニューロンの活動を抑制すると、2回目以降も推論ができなくなりました。B＞Dの正解にたどりつけなかったのです。ということは、推論をするにはノンレム睡眠もレム睡眠もどちらも必要であることが分かったのです。

最初に掲げた問い、「睡眠は推論に必要か？」に対する答えは、イエス（必要）です。さらに睡眠中の脳（前帯状皮質）の神経活動が必要であることも分かりました。

睡眠中の高度な情報処理

睡眠中でも脳の神経細胞は活動を続けていて、起きているときの学習とは異なる情報処理を行っていることが分かります。

では睡眠中にどのような情報処理を行っているのか明らかにするために、トレーニングでインプットした「A＞B」「B＞C」「C＞D」「D＞E」の4つの記憶がそれぞれどのくらい「同期」していたかを調べます。

同期というのは、異なるニューロン集団が同時に活動することです。

全部で何千通りの同期が想定されますが、マウスが起きているときは、同期活動はほとんど見られませんでした。同期活動がどーんと増えるのは、ノンレム睡眠中でした。レム睡眠中にも同期活動が見られましたが、ノンレム睡眠中の半分以下でした。

つまり同期活動は主にノンレム睡眠中に起きていたのです。同期をすることで、過去の記憶を無意識に思い出し、関連づけることができます。これは、「照合」しているともいえます。ばらばらに記憶した「A∨B」と「B∨C」やその他の組み合わせを同期することで無意識に関連づけているのです。

眠っているわけですから、無意識に脳がこのようなことを行っていることになります。脳が勝手に過去の記憶を照合しているわけです。ランダムな組み合わせで、でたらめに同期をくり返すのです。

こうしてノンレム睡眠中にA∨B∨C∨D∨Eの全体のヒエラルキーを構築していると思われます。睡眠中に脳内では過去のさまざまな経験を同期リプレイして照合し、新しい情報を生み出しているということがいえます。

起きているときに、過去のさまざまな記憶が脳で同期活動していたら、とても正常な状態ではいられないでしょう。眠っている間だから、照合するためのランダムな同期活動が可能なのです。僕たちは奇妙ででたらめな夢を見ることがありますが、それはこのランダムな同期活動に由来するものかもしれません。

マウスのひらめき

これまでの実験で、推論にはノンレム睡眠中におけるニューロンの同期活動が必要であることが分かりました。では、この実験結果を基にして、強制的に同期活動させれば推論成績が向上するのではないかという仮説を立てました。

ところで、ノンレム睡眠中と異なり、レム睡眠中には何が起こっているのか？　推論を行うにあたって役割にどのような違いがあるのでしょうか？

ノンレム睡眠およびレム睡眠中にニューロンの活動を抑制すると、マウスはB∨Dという正解にたどりつけませんでしたが、ニューロンの活動を活性化させてみたところ、ノンレム睡眠中には効果がありませんでしたが、レム睡眠中に活性化させると、推論の成績が向上したのです！　つまり、マウスが賢くなったわけです。

夢がクリエイティビティに関係しているとよくいわれますが、その実態というのは、レム睡眠中にこういった神経活動をしてクリエイティブな価値を生み出しているともいえる結果です。

レム睡眠中の操作で、推論成績を上げられることが分かりましたが、BとDの部屋を選択するテストを行ったとき、マウスは歩いて部屋に向かうものの、その途中で答えを見つけているように僕たちには見えていました。そこから一目散にBへ向かっているように見えるのです。

もしかしたら、歩いている途中にひらめいているのでは?! 僕たちは新たにそう考えました。

そして、マウスが歩きはじめてからBの部屋に到着するまでのニューロンの活動を詳しく調べました。マウスの頭には、ライブ映像を撮影することのできる小型顕微鏡を取り付けてあるので、どのニューロンがいつ活動するのか、つぶさに観察することができます。(注2)

その結果、衝撃的なデータが得られました。

Bの部屋に入る前に、あるニューロン集団が一斉に活動していたのです。それは、起きてトレーニングしているときには確認されなかったニューロン集団でした。A∨Bなどを記憶しているニューロン集団とは、全く別物だったのです。新たに誕生したニューロン集団が、マウスが歩いている間の一瞬に一斉に活動していました。

僕たちはこれを「推論ニューロン群」と名付けました。推論するために生まれたニューロン集団だと考えられるからです。マウスが「B∨Dだ！」と推測できたその瞬間に活動したニューロン集団です。

「B∨Dだ！」と推測できたその瞬間とは、どんな瞬間でしょうか。それは「ひらめき」にほかならないと僕たちは考えています。この実験は、ひらめきをもたらすニューロン集団を科学的なデータとしてとらえることに成功しました。これは世界初の成果といえます。

おそらくわれわれの脳でも、同じことが起きていることでしょう。たとえば、バス停でバスを待っているけれど、時刻どおりにバスが来ないとしましょう。このとき脳では原因を色々と考えているはずです。渋滞か？ 事故か？ 自分の時計が正確でないのか？ などなどです。色々と考えをめぐらすうち、「今日は祝日だ！」と思いついた瞬間、「祝日は平日とダイヤが変わる」ことを推測するニューロン集団が活動することでしょう。その瞬間には、「これまで活動していなかった」ニューロン集団が一瞬、一斉に、活動するのです。

今、僕は、ひらめきをもたらすのは「これまで活動していなかったニューロン集団」だと言いました。「これまで存在していなかった」ではないのです。

推論ニューロン群は、活動していなかっただけで、存在はしていたのでしょうか？

これが研究を進める中で新たに出てきたクエスチョンです。

ひらめきは寝ている間につくられる

マウスの推論ニューロン群を見つけたあと、僕たちはそのニューロン群が「いつ」つくられたのかを探りました。まず、ここまでを整理してみます。

・推論をするには、睡眠が必要
・ノンレム睡眠中やレム睡眠中における同期活動が必要である。睡眠中の大脳前帯状皮質の神経活動が重要だ
・ひらめくときには、新規のニューロン群が活動する

推論ニューロン群はすでに特定できたので、このニューロン群の履歴を過去にさかのぼってたどることができます。ニューロンのライブ映像はすべて記録しているからです。

僕たちは、トレーニングをする以前からの推論ニューロン群の活動を追いました。もちろん、最初は存在していないので活動していません。ところが、トレーニングをはじめた頃から徐々に活動のレベルが高くなっていました。まるで推論の準備をしているように、じわじわと活動レベルが上がっていくのです。

そして、推論ニューロン群の活動レベルがぐんと一気に高くなる時期がありました。それは、最後の学習をした直後のレム睡眠中です。

さらにその後、2回目のテストをしたときに、活動レベルは最も高くなっていました。これが「ひらめき」の瞬間をとらえたものでしょう。

この結果から次のようにまとめることができます。

・すべての学習が終了したあとのレム睡眠中に、推論ニューロン群はほぼ完成した
・推論をはじめるのに1日必要だったのは、睡眠中に推論ニューロン群を完成させるためである

ノンレム睡眠中にA∨B∨C∨D∨Eの全体のヒエラルキーを構築していて、それに続くレム睡眠中に答え（この場合ならB∨D）をつくり出します。まだBとDの組み合わせは見ていないのに、答えを用意するのです。おそらく、BとDの組み合わせだけではなく、あらゆる答えが用意されているのでしょう。将来起こりそうなことを予測して準備しています。ただしこの段階では、まだすべての答えは潜在意識下にあります。マウス自身は答えがあることも、その内容も、認識していないはずです。

その後、BとDの組み合わせを実際に見せられたときに、「B∨D」という推論ニューロン群が活動するのです。その瞬間、潜在意識下にあった答えが意識に上り、ひらめくわけです。

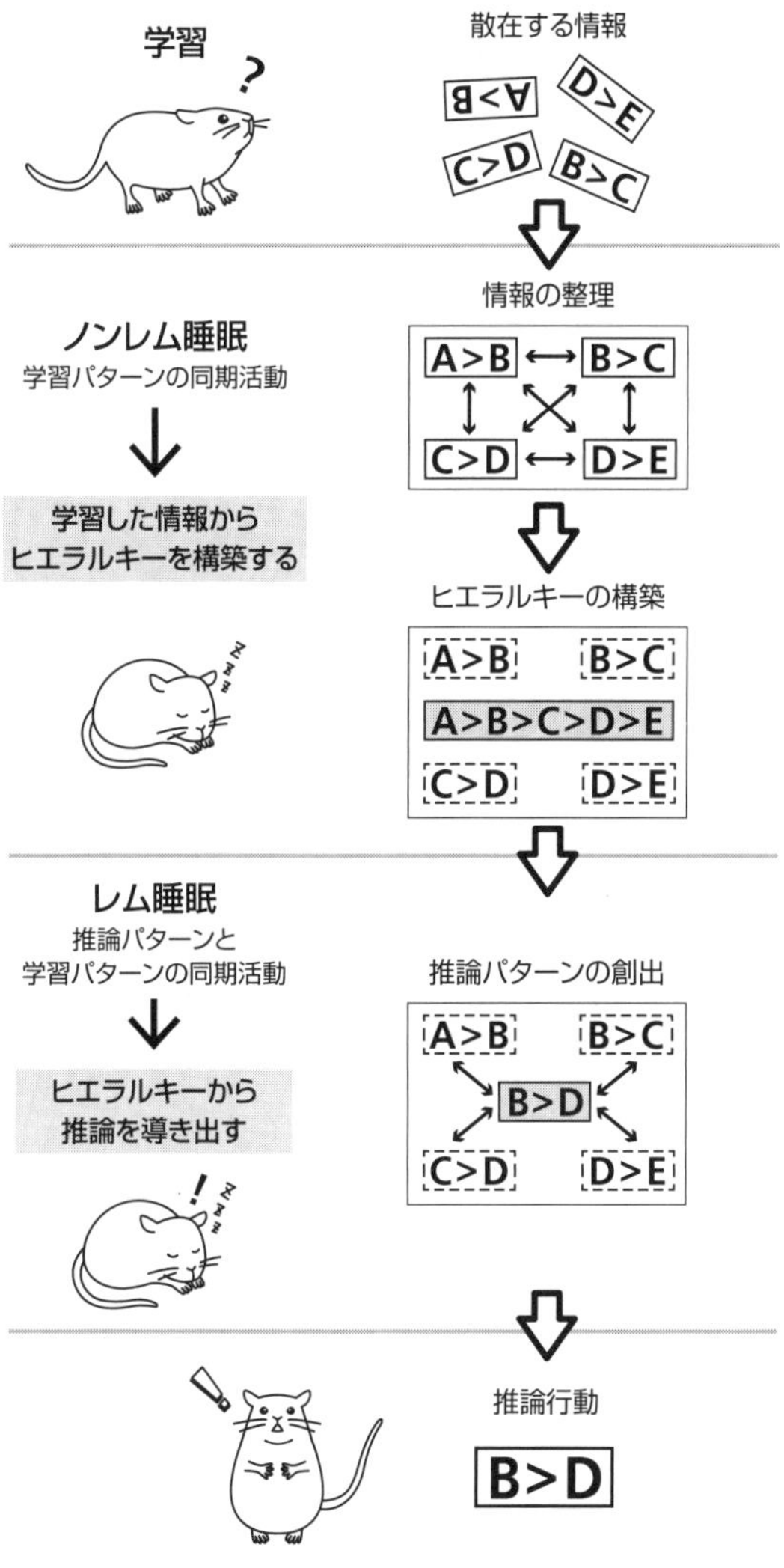
学習
散在する情報
A>B
D>E
C>D
B>C
情報の整理
ノンレム睡眠
学習パターンの同期活動
A>B
B>C
C>D
D>E
学習した情報から
ヒエラルキーを構築する
ヒエラルキーの構築
A>B
B>C
A>B>C>D>E
C>D
D>E
レム睡眠
推論パターンと
学習パターンの同期活動
推論パターンの創出
ヒエラルキーから
推論を導き出す
A>B
B>C
B>D
C>D
D>E
推論行動
B>D

脳は経験していないのに、予測している

ノンレム睡眠で記憶を整理し、レム睡眠で学んでいないことを推論して答えを導いている。まだ見ぬ、見るかどうかも分からない将来の事態に備えて、脳は準備をしている、といえる結果が得られました。

ひらめきのタネは、寝ている間につくられているのです。直接、経験をしていなくても正解はすでに脳にあるのです。あとはそれをどう意識に上らせるか、なのです。

脳は経験していないのに、予測している。将来起こり得る未経験のことについて対処できるように最適解を用意しているようなイメージでしょうか。与えられたものを見て、考えて、睡眠中に、すべての事柄において答えの準備をしているようなのです。

これは推論の研究から明らかになったことですが、それ以外のさまざまな情報処理にもあてはまるのではないかと思います。

コラム3
オンラインではひらめきづらい

2022年の11月、世界がコロナ禍にあり、制約の多い、息の詰まるような生活を強いられていたときのことです。アメリカの神経科学会が特別講演のために僕を招いてくれました。日本では、人と対面で話すことができない状況だったので驚いたのですが、アメリカの皆さんは平気らしく、ぜひ来てくれと言われたのでサンディエゴまで行ってきました。

会場には、何千人もの聴衆がいました。そこで、自分たちの研究について話をしました。面白いことに、講演が終わるといろんな人が僕のもとにやってきて、いろんな質問を寄せてきます。中には奇想天外な質問もあったりして、一つ一つのやりとりがとても面白い。すごくよい経験をしたと思います。

質問を寄せてきた人の中に、マサチューセッツ工科大学（MIT）の研究者がいました。自分も非常によいアイデアで研究を行っているから議論をしたいというので、翌日、海の見えるところで彼といろんな話をしました。雑談のようなものですが、ものすごく刺激を受けました。僕も、彼も、お互いいろんなヒントをもらうことができたと思います。アメリカまで行って本当によかったと思いました。

僕はコロナ禍でオンラインでの打ち合わせばかりになったときに、オンラインは便利だけれど、クリエイティブな新しいアイデアが浮かばないことに気づきました。オンラインでは、用件を伝えることしかできないのです。それは特に僕たち研究者にとって致命的な出来事です。直接人と会って、五感を使いながら議論や雑談を行うことは、新しいアイデアを生み出す力になるのです。

僕のラボでは、朝8時半には全員が揃い、そこから今日のやりとりがスタートします。ラボのスタッフやポスドク、院生といったメンバーは、宝物のような存在です。彼らがいなければ研究は進まないし、自然の原理に近づくこともできません。

優秀なメンバーと共に研究を進められていることを僕は心から誇りに思っています。僕はリーダーとして、彼らのモチベーションを高く保つよう努めています。心に火をつけるのが僕の役目だと思っているからです。また、なるべく指示で動くのではなく、本人が心から納得して行動できるように意識しています。

自然の真理の前では皆、対等であるという信念を持っていますから、相手が院生であろうとポスドクであろうと、対等にディスカッションをします。自由に話せる雰囲気をつくり、よいアイデアは誰からのものであれ取り入れます。

教授だから偉いという発想は議論の上で邪魔以外のなにものでもありませんし、そんな発想は、研究不正にもつながる可能性があると思っています。たとえば、教授の立てた仮説と異なるデータが得られたとき、教授が偉いと思っていたら、データの改ざんをしてしまいかねません。仮説が絶対だからです。そうではなく、仮説と異なるデータが得られたら仮説を捨て、データを基に新しい仮説を立てるべきなのです。

リーダーとして最も重要な任務は、最終的な目標を決めること。大きな舵取りは、リーダーの仕事なのです。その上で、目標に到達する経路や手段は、各自に責任を持って考えてもらいます。

世界トップレベルの研究を行う上で不可欠なのは、「最も重要な疑問」を見つけ、取り組むことだと日頃からメンバーに伝え続け、実行してもらうことでそれを身につけられると思っています。よく若手の研究者たちには伝えていますが、「クリティカル」な姿勢です。実験データを「クリティカル」に解釈し、論文は「クリティカル」に読まなければいけません。「実験データから確実に主張できること」と「示唆されること」は厳密に区別し、因果関係と相関関係を混同してはいけません。そして、論文を読む際にも、確実に分かっていることと伝聞情報、実験データで完全に裏付けされていないことは切り分ける習慣をつけます。

僕たちのラボでは、セミナーやディスカッションを定期的に開催し、重要な疑問を扱っている論文についてみんなで紹介しあったり、議論したりします。「この論文が取り組んでいる疑問は、なぜ重要なのか？」「著者の結論は、実験データによって完全に裏付けされているのか？」などを問いながら、多くの重要論文を解析することで、ラボメンバーに世界トップレベルの考え方を学んでもらっています。

第4章 アイドリング脳を働かせる

ひらめきを得るためにできること

マウスを使い、光遺伝学を駆使した実験を通して、僕たちは潜在意識下の脳機能に科学的に迫ることができました。ひらめきの瞬間を、ニューロン群の活動というデータで示せたのです。

正解は脳の中に用意されている、あとはそれを意識に上らせるだけ——。ここまでは科学的根拠をもって言えるようになりました。

では、どうしたらその正解を意識に上らせることができるのか？　どうしたらひらめくことができるのか？

この点については科学的に言えることはまだありませんが、過去の多くの人の経験および僕自身の実体験から、「アイドリング脳を働かせること」がカギになると言えると思います。

まずはこの本でもお話ししてきたように、自分に合った、ぼーっとできる方法を見つけて、意識的に実行することが挙げられます。そうすることで脳がバックグラウンドで活動を続けて、睡眠中に用意された正解が意識に上ってきやすくなります。つねに忙しくしていたり、スマホに集中していたりすると、ひらめく体験を得るのは難しいと思います。

リラックスの時間を設けて、ぼんやりと思考をめぐらすのです。睡眠中やうつらうつらしているときに、ひらめくこともあるでしょう。特に、うつらうつらしているときは、脳が意識と無意識の間を行ったり来たりするため、アイデアが出やすいのではないでしょうか。ひらめいた内容を忘れてしまわないようにする工夫があってもよいかもしれません。

もちろんそれ以前にしっかりとインプットしておくことが不可欠です。マウスの実験でもトレーニング時間が短いと、推論の正答率は上がらなかったからです。

科学者たちのように、いくら考えても行き詰まるところまで追い込むことがベースとなります。優れたアイデアを得たいと思うなら、自分の限界まで真剣にインプットしてみてください。インプットが足りない状態では、解決策にたどりつかないでしょう。

ひらめきが浮かぶ、正解にたどりつく確率を高める方法としておすすめなのは、眠る直前に、懸案のテーマについて思いをめぐらせることです。これは僕が普段から実際に行っていることです。長く考え過ぎてしまうと逆に眠れなくなるので、1分だけでよいです。1分間だけ、未解決のことに思いをめぐらせて、眠ります。こうすることで、翌朝目が覚めたときに良いアイデアを思いつく確率が上がるような気がします。

これは数学者でAI研究者のダヴィッド・ベシス氏も著書の中で言っていて、皆さんの中にも実践している方がいるかもしれません。(注1)

関心のあるテーマについて〝熟考する〟のではなく、そのテーマにただ〝浸る〟術を身につけたのだ。この2つは微妙に、しかし本質的に異なる行為だ。熟考するとはつまり解決方法を見つけようとすることだ。絶対にうまくいかないうえ、寝つけなくなる。一方で浸るとは、集中せず、本気で関心を寄せず、目的もなく思いをめぐらすことである。夢を見るのとほとんど変わらない。
間違っているかもしれないが、この入眠テクニックは翌朝目が覚めたときによいアイデアを思いついている確率を高めると私は思っている。

(『こころを旅する数学』晶文社)

また、ノンレム睡眠・レム睡眠を含む十分な睡眠時間が重要なことはもちろんなのですが、これまで多くの実験を行ってきた感触から、「寝入りばな」も重要そうだと考えています。マウスでの実験結果から推測すると、人間だと最初の1〜2時間が寝入りばなにあたると思います。僕は、布団をかぶった記憶もないくらい、すとんと眠りに落ちるタイプなのですが、寝入りばなにしっかりと眠っていることは、アイドリング脳にとって良いことだろうと信じています。
何時間眠ればよいかは、人それぞれでしょう。いわゆるショートスリーパーとよばれる、短時間の睡眠でも問題ないタイプの人は、長く眠るよう努力する必要はアイドリング脳に関してはないと思います。ただし、寝不足は、アイドリング脳に限らず何においても良いことは1つもありません。自分に合った適切な睡眠時間を確保されることをおすすめします。

ポイントは、「アイドリング脳に頑張ってもらうこと」です。40億年の進化の歴史の中で選ばれた部品が使われているアイドリング脳が、十分に力を発揮できる環境をつくってあげることなのです。そうすれば、日常の些細な悩み事やちょっとした解決法、あるいはちょっとしたアイデアなんかを捻出するのにも使えますし、もしかしたら、誰も思いつかなかったような画期的な考えをも、アイドリング脳は思いついてくれるかもしれません。

アイドリング脳の活用

もう1つ、アイドリング脳の活用法を紹介しましょう。取り掛かるべきタスクがあるのに、なぜか別の作業をしてしまうことはありませんか？　提出期限が迫った仕事があるのにデスクの整理をしてみたり、試験勉強をしなくちゃいけないのにスマホを見続けたり……。

無駄なことで時間を使ったと後悔するかもしれませんが、もしかしたら、無意識にアイドリング脳を働かせているのかもしれません。

実は、僕も無意識に同じようなことをしていました。でも、これが有効なことに気づき、今は、あえて1日の中に取り入れています。実行するのは、難しい仕事に取り組むときです。一筋縄ではいかない仕事だと分かったら、朝少しだけインプットしたり、少しだけ取り掛かったりして、放ったらかしにしておくのです。インプットの時間は10分か20分か、その程度です。そして別の簡単な仕事に取り掛かります。この間に潜在意識下で脳に難しい仕事を考えてもらうわけです。

午後なり夕方なりになって、いざその難しい仕事に取り組むと、道筋がパッと見えて案外すんなりと片付いてしまうことがよくあります。もし仮に朝からずっと取り組んでいたら、時間ばかり過ぎていって途方に暮れたでしょう。潜在意識下でアイドリング脳を働かせれば、非常に効率よく難しい仕事を片付けられるのです。難しい課題は朝イチでやれ、最優先で取り組めと言う向きもあるようですが、必ずしもそれが是でもないと経験的に感じています。

やるべきことは、簡単なインプットと、割り切って放置することだけです。眠る前に1分間思考をめぐらせるやり方と似たアイデアですが、多くの人の役に立つのではないかと思います。

直観を信じてみよう

くり返しになりますが、僕たちの研究から、「脳は正解を知っている」ことが明らかになってきました。潜在意識下にあるため自覚はできませんが、脳の中には、これまでの経験に裏打ちされた正解があるのです。

そして、その潜在意識下の正解は、「直観」に関係していると僕は考えています。情緒や気持ち、と言ってもよいと思います。

たとえば、進路や仕事などで迷いがあるとき。どっちにしようかな、と悩んでいるとき。論理的に考えて選ぶ選択肢と、直観や気持ちで選ぶ選択肢が異なっているなら、直観に従ったほうが良いと思います。直観は、あなたが生まれてから今日まで培ってきた脳というスーパーコンピューターがはじきだした最適解なのですから。論理的に考えたことに従うと、かえっておかしなことになりかねません。下手の考え休むに似たり、です。脳を信じてよいのです。

アイドリング脳を働かせたり、直観を信じたりできるようになれば、人々は創造性豊かに、幸せになれると僕は信じています。1％でも5％でも脳の潜在能力を今より上げることができれば、色々な悩み事が解決するのではないでしょうか。悩みが減れば、幸福につながります。

僕たちの研究には、多くの税金が使われています。その研究で得た成果は、人々に還元したいと思っています。できればそれは特定の一部の人だけではなく、すべての人の幸せにつながるような還元をしたいと強く思います。そのためにもアイドリング脳の研究をさらに進めていきたいのです。

AIまかせの研究を始める

主に第3章でお話しした、ノンレム睡眠とレム睡眠中の情報処理、そして推論ニューロン群の存在は、実は多くが予想外の結果でした。予想外でしたが、データがそう物語っている以上、疑う余地はありません。科学者にとってデータは命ですから、予想外であろうとなかろうと、データを読み解くしかないのです。

ところが今、僕たちはあるデータの前に、立ちすくんでいます。

僕たちが起きて活動している間に経験したことは、眠っている間に脳で処理されます。さまざまな処理が行われます。記憶として選別・固定したり、ランダムに照合したり、答えをつくり出したりです。

しかし、起きている間のニューロンの活動と、眠っている間のニューロンの活動をそれぞれデータとして取得し、見比べても、全く関連性が分からないのです。数学的に解析をかけても、意味をなす結果が得られません。〝次元〟が違うかのようなのです。関連しているはずなのに、データからその関連性を拾い出すことが僕たちにはできない。そのため仮説も立てられません。仮説がなければ、実験はおろか研究を始められません。

この問題にしばらく頭を悩ませていたのですが、あるときひらめいたのです。

ＡＩにまかせてみよう、と。

人間の認知能力でたどりつけないならば、ＡＩにこのデータを見せて、それぞれのデータの特徴や関連性を拾い出してもらおうというアイデアを思いついたのです。ビッグデータを扱うことはAIの得意技です。そしてAIが見つけてきた特徴や関連性について、僕たちがその重要度を考えるのです。

従来、科学者が行ってきた研究のほとんどは、仮説ありきの「仮説ドリブン（主導）」です。アイドリング脳についても、現在僕たちはいろんな仮説を立てながら、研究を進めています。特に、2023年4月からスタートした、科学研究費の基盤研究（S）という大型の予算を獲得して進めている研究ではそれが主流です。

一方でAIにまかせる研究は、「仮説フリー」であり、「データドリブン」です。どんな結果が出てくるか、今のところ想像もつきません。現在は、この手法に適したAIの開発に取り組んでいるところですが、どんな結果が出てくるのか、今からとても待ち遠しいです。人類がかつて予想すらしなかったことを、脳はやってのけているのかもしれません。

余談になりますが、このアイデアを思いついたのは、アイドリング脳と家族のおかげと言ってもいいでしょう。ひらめきを求めて大露天風呂(注2)につかり、ヒントをつかみかけたのですが、まだはっきりと固まりません。家族にそのことを話すと、「そういうときはノイズがあったほうがいい」と言われ、夕飯時、みんながわいわいおしゃべりをしている脇で、ひとりぼんやりと思考をめぐらせたのです。

時折、家族から飛んでくる専門外だが本質的な質問もヒントになります。こうして、AIを活用したデータドリブンな研究の具体的な研究案がまとまっていきました。このプロジェクトは国が進める大型事業CRESTとして2023年度に採択され、研究費を獲得できました。ここでもまた脳科学のさまざまな謎を解明して、人々に還元したいと思っています。

僕の場合、研究室のデスクに向かっているときにひらめきがくることはまずありませんが、こうして温泉地やリゾート地に行って、そこで研究者と談話したり、色々な話を聞いたりすることで、潜在意識下のアイデアが意識に上ってきます。おそらくこうしたことは昔から多くの人が経験してきたことなのでしょう。特に欧米の研究会は、リゾート地で開催されることがよくあります。その効果を彼らは実感しているのだと思います。

一方、昔は温泉地などで開催されていた日本の研究会は、現在では都心のビルなどに場を移し、アイドリング脳とはかけ離れた状態になってしまっているものがほとんどです。温泉地などへ行くことは遊びだと目されるのかもしれませんが、どちらが将来的によりよい結果に結びつくのか、長期的な視点で真面目にその効果を考慮に入れるべきだと思っています。

研究の〝森〟を見る

ここまでたくさんの研究を紹介してきましたが、僕ひとりでできた研究は1つもありません。僕のもとには、教員や研究員、ポスドク、大学院生、テクニシャン（研究補助者）など多くの若い人たちがやってきて、同じ目標に向かって研究に携わってくれました。

僕は、研究の前ではみんな平等、という気持ちでいます。大学生であろうと誰であろうと、研究について議論する場では対等です。話を聞き、意見を出し合い、もっといいアイデアがないか練り合うのです。僕が指図し、みんながそれに従うだけでは、よい研究は生まれません。

実はもう20年ほど、僕は自分の手では実験をしていません。以前、僕が実験をしようとしたら、まわりの人が色々と気を使わなくてはいけなくなり、ラボの活気が落ちてしまったことがありました。それ以来、自分では実験せず、ディレクターの仕事に専念しているのです。

岡目八目という言葉があるように、少し離れたところから見ていると、研究の方向性がよく見えます。ラボのメンバーが〝木〟を見ているとしたら、僕は〝森〟を見ているイメージです。メンバーたちの手によって集められた膨大な実験データから何を読み取るかが重要で、意味のあるものを見つけるためには、虫の眼ではなく、鳥の眼で俯瞰《ふかん》しなくてはいけません。

メンバーが見えないことでも、僕には見える瞬間があります。たとえば、ある研究員が1年間やってきた研究が、僕から見てこれ以上やっても無駄だと思えたとします。その場合は、はっきりと「この研究は終わり。方向を変えよう」と伝えます。研究員としては1年間続けてきたのだし、成果が出るまで続けたいと思うでしょう。しかし、長い目で見れば、この1年は無駄になっても、次の3年でもっとずっと大きな成果を出せる可能性があるのです。方向を変えるべきなのです。こういう大きな舵取りは、メンバー自身ではなかなかできないことです。それは僕の仕事なのです。

僕は2024年で69歳です。幸い、富山大学の卓越教授にして頂いているので定年を延長され、元気な限り研究を進められます。それでも僕は、自分が研究をやめるときの条件を決めています。1つは、気力が衰えたとき。もう1つは、研究室のメンバーの誰かが、自分より優れていると思ったときです。まだまだやめられそうにありません。

実験のプロという職業

研究室には「テクニシャン」とよばれる実験補助者がいます。あまり聞きなじみのない言葉かもしれませんが、欧米では非常に重視されているポジションで、高度で洗練された実験技術を持つ人たちのことです。

新しい実験技術というのは日々更新されていますが、その最先端のすべてを研究者たちが把握するのは大変難しいですし、その技術を実験で使いこなせるようになるまでとても時間がかかります。

テクニシャンの皆さんは、最先端の実験技術をどんどん身につけて実践してくれる、研究にとって非常に大切な存在です。アメリカの論文だと、テクニシャンの名前が明記されることは少ないものの、日本の論文にはテクニシャンの名前が掲載されることが多いのです。

日本の大学の多くは、テクニシャンを専門的に雇わず、研究者である助教や准教授がテクニシャン的な役割を担っている印象があります。研究のテーマを考えながら、新しい技術を取り入れた実験をして、授業や事務作業もこなすとなると、研究者が研究に集中できる時間は少なくなるはずです。

僕がカンデル先生の研究室で働いていたときに驚いたのは、研究をサポートする人材が充実していたこと。秘書やタイピスト、ラボマネージャー（研究室の運営をする人）に加えて、間接部門を支える人が多く働いていて、研究に専念できる環境というのは素晴らしいと感動しました。

日本ではまだ多くいらっしゃいませんが、博士号を持っているテクニシャンの方たちは心強いメンバーです。実験がうまくいかないとか、仮説と違う実験データが出るケースは多くあって、そういった際の軌道修正が早い。仮説が間違っていると疑わずに無駄な実験をくり返す、というようなことが起きません。僕にデータを見せながら、「もしかして、これは仮説が間違っているんじゃないですか？」と臨機応変に対応してくれるので大変助かります。僕の研究室では、現在3人のテクニシャンが働いてくれていて、博士号を持ったテクニシャンは2人、過去には4人いました。(注3)テクニシャンとはいえ、博士号を持っているので特命助教という教員待遇のポジションです。

テクニシャンという仕事の醍醐味《だいごみ》といえば、実験の面白さを味わえることではないでしょうか。まだ世の中の誰も知らない実験の結果を最初に知る喜びです。大学を渡り歩く研究者と違い、テクニシャンは同じ研究室に在籍し続ける人が多いので、後進に技術の継承をしてくれるのがとても有難い。実験技術やデータが正確で、信頼できるスキルを持っているのに研究者としての将来を諦めかけている人には、「テクニシャンにならないか？」と僕が勧誘することもあります。

研究プランのアプローチ法

画期的なアイデアを思いついたあと、それを立証するための優れた研究プランに落とし込むことが、非常に重要で大変なプロセスです。大型研究費のプロジェクトに採択されるためには、研究プランを綿密に立てなければいけません。

まず大事なのは、先行研究を完璧に調べ尽くすこと。アイドリング脳について新しい研究をスタートするにあたっては、潜在意識に関して解明されていることと不明なことを洗いざらい調べようと思いました。約1か月間ラボのメンバー（当時は大川宜昭さん、野本真順《まさのり》さん、カリーム・アブドウさん、カレド・ガンドールさん）の力を借りて、彼らが辟易《へきえき》するほど、不明な点を妥協せずにチェックしました。何が解明されていないのかが明確になった上で、研究プランを練るのです。

その研究プランを練る上で、最先端の実験技術を取り入れる必要があります。2023年から2028年にかけて行う基盤研究（S）で採択されたプランは、最新の実験技術を駆使した研究計画でした。この計画を立てる前は、毎日のようにラボのメンバーと議論し、研究の現場で実験を行っている野本准教授をはじめとする若手に、新しい多種多様な技術についてアドバイスをもらいます。彼らの優秀な脳みそに頼っていると言ってもいいかもしれません。文献に出ている新しい手法だけでなく、まだ論文に載っていないような実験技術を学会で仕入れてくることも大事です。

ノーベル賞を与えられるような新しい発見は、新しい実験技術の開発とセットともいえるでしょう。技術的な制約で手段がないと証明できないアイデアもありますが、まずは最先端の実験技術を把握していないと、優れた研究へのチャンスは広がりません。

2023年から2029年にかけて行う大型研究費のプロジェクトCRESTでは、大規模言語モデルのAIを使うアイデアを思いつきましたが、自力では具体的に研究を進められていませんでした。

そんなときにも、集中して徹底的に議論をします。僕の教え子で助教の大野駿太郎さんは医師でありながらインフォメーション・テクノロジーが好きな異才で、1か月もの間、休日も関係なく議論していたら、プランが練り上がっていきました。こういった異なる専門領域を持つ者同士が組むと、研究の進め方に新しい突破口が見えてくることがあります。

これから目指していく研究

２０１９年、64歳のときに紫綬褒章を授与していただきました。記憶のメカニズムに関するこれまでの研究成果を認めていただいたものです。

周囲の好意で、祝賀会を開こうという運びになりました。ところがちょうど巨大台風が襲来し、会が流れてしまいました。

しばらくしてまた祝賀会を企画してくれたのですが、今度は新型コロナウイルスの蔓延《まんえん》で中止に。このとき、天の声が聞こえました。「浮かれている場合ではない、使命があるだろう」と。

僕には解明したいことがまだまだたくさんあります。

・なぜ脳は少量のデータから正解にたどりつけるのか？
・多くの直観はなぜ正しいのか？
・睡眠中の脳ではどのような処理が行われているのか？
・それを明らかにしてAＩに実装すれば、創造性のあるAＩがつくれるのか？
・潜在意識は何をしているのか？
・僕たちはどこまで潜在意識に依存しているのか？

どうすればこれらを科学的に証明できるでしょうか？

僕や共に研究しているメンバーには分からないことかもしれません。未来の研究者なら解けるでしょうか？

僕は、未来の研究者が土台にしてくれるような研究成果をメンバーと共にこれからも発表していきたいと思っています。

即効性や有用性だけで判断しない

僕は、生命とは何か、人間とは何か、その答えを知りたくてこれまで研究を続けてきました。研究に関する質問なら、どんなに奇想天外でも大いにウェルカム。そこから議論が発展し、ヒントをもらうこともあります。

一方で、なんとも気まずくなる質問をもらうこともあります。特に研究費の申請を行うときに、よく尋ねられます。

「あなたの研究は、どのような役に立つのですか?」と。

先方が望むような回答ができなければ、研究費は獲得できないでしょう。昨今は特にその傾向が強いと感じています。

「ニュートリノ」の観測に世界で初めて成功して、2002年にノーベル物理学賞を受賞された小柴昌俊博士は多くの記者から「研究はどのようなことに役に立つのか教えていただけませんか」と問われた際、「普通の生活には何の役にも立ちません」と自信を持って答えられていました。

こういう質問をされると、役に立たない研究は、やるべきではないと言われているようにも感じますが、果たしてそうでしょうか？

ここで一冊の本を紹介したいと思います。『「役に立たない」科学が役に立つ』（東京大学出版会）です。アルベルト・アインシュタインをはじめ多くのノーベル賞受賞者を輩出している、アメリカのプリンストン高等研究所の初代所長と、現所長（当時）によるエッセイです。

この本では多くの事例を挙げて、いかに「役に立たない」科学が役に立つかを解説してくれます。

たとえば、アインシュタインが確立した特殊相対性理論。論文が発表された1905年当時、この理論は特に誰かの役に立つものではありませんでした。アインシュタイン自身も、そんなつもりは微塵《みじん》もなかったでしょう。ですが、およそ100年後の現在、高精度なGPS（グローバル・ポジショニング・システム）の運用において特殊相対性理論は不可欠です。

１９００年にマックス・プランクが提唱した「量子」という考え方は、発表当時は物理学者の遊びのようなものであり、役に立つとは到底思われないものでした。しかし現在、アメリカの国民総生産（ＧＮＰ）のおよそ30％は量子力学が可能にした発明に依拠しているといわれています。莫大なお金を生み出し、大いに役に立っているのです。

「役に立たない」が役に立つ

細菌学、免疫学、化学療法の分野で偉大な業績を残し、現在においても人類の役に立ち続けているパウル・エールリッヒは、有用性（役に立つこと）について一度も考えたことはなかっただろうと、プリンストン高等研究所の初代所長は述べています。

エールリッヒは科学的な好奇心に導かれるまま、無目的に顕微鏡をのぞき、細菌の研究を行いました。

研究というより、感覚としては遊びのようなものだったともいわれています。結果的に、彼の業績は非常に役に立つものになりましたが、役に立つことを目指していたわけではないのです。

2016年にノーベル生理学・医学賞を受賞した大隅良典博士も紹介するべきでしょう。大隅博士は、「自分の研究が人々の役に立つのはうれしいけれども、研究しているときは、人々の役に立つという動機はこれっぽっちもなかったです」と言い放っていました。しかしそうして得られた研究成果は、医療に応用され、役に立つことになる。科学史の皮肉です。

事例は、枚挙にいとまがありません。強い好奇心と類まれな想像力に駆り立てられ、純粋に探究を続けた結果として得られる研究成果は、すぐには応用されなくても、50

年後や100年後、大いに人類の役に立つものになる可能性があるのです。それは、役に立とうと思って遂行された研究とは比較にならないくらい、莫大な貢献をするのです。「役に立たない」科学とは、より正確にいえば、「今はまだ役に立たない科学」なのです。目先の役に立つものばかり研究していても、未来の人類に貢献することはできないかもしれないのです。

僕らが進めているアイドリング脳の研究においても、その原動力は僕らの好奇心です。ただし、実は確信はあるのです。自分たちの研究成果が基になって、後世、大きな医学的な進歩、あるいは人々のQOL（Quality Of Life　生活の質）を向上させることにつながるだろうと。どのような形で役に立つかは未知数ですが、次世代やそのまた次世代の人々の役に立つに違いないと思いながら、研究をしています。今、僕たちが行っている研究は、未来へのプレゼントなのです。

おわりに
目指さなければ始まらない

生物学において最後の秘境とされている「脳」。それが自分の体の中にあるという面白さ。僕が脳の謎に挑み続けてきた時間は30年以上になりました。これまでの記憶と忘却の研究実績に加えて、最近のアイドリング脳についての新しい成果を盛り込んだのがこの本です。

一つ一つの記憶が連合することで、知識はつくられていきます。知識というのは、僕たちが生きる上で事象をつぶさに見つめられる顕微鏡にも、未来を思い描く望遠鏡にもなり得るでしょう。脳や記憶が持つ可能性や新事実を探ることは、「人間とは何か」という問いに一歩ずつ近づくことのように思います。

科学者というのは研究成果を伝えるにあたって、安易に言い切ったり、断定したりする話し方を好みません。それは、実験を通して確実に分かっている事実を慎重にお伝えしたいからです。そのため、皆さんにとってはこの本の中でもどかしい言い方をするなと感じられる箇所があるかもしれません。しかし、この厳密さを貫くことが科学への信頼を得る方法だと考えています。

僕の長年の研究生活における信条は、何事も「YMWY（やってみなくちゃ分からんよ）」でした。その第一歩が、カンデル研究室への留学です。世界トップの現場では、とにかく情報が速く、議論が激しかった。他のラボで面白い実験結果が出たと聞けば、論文が出る前にセミナーを開く。データが未公開でも徹底的に議論して、仮説を立てる。実験を全くしないで、議論だけする日もありました。ゴールに限界を設けず、現状の制約に縛られずに考える姿勢はそこで培われたと言ってもいいでしょう。

もともと、研究に適した恵まれた環境ばかりが用意されていたわけではありません。努力して環境をつくりかえる、逆境を自分の力で乗り越えるための駆動力となったのは、研究が心から好きで、わくわくしているかどうかでした。

目指さなければ、たどりつけない場所があります。

僕は講演で「散歩のついでにエベレストに登った人はいない」という話を紹介することがあります。エベレストに登るためには、まずそれを目標に掲げること、そして周到に準備をすること。よい仲間との出会いや、天候の運も影響することでしょう。登頂を達成するには無数の困難が待ち受けていることでしょうが、とにかく、まずは目指さなければ話は始まらないのです。研究も同じだと思います。

2023年11月に、イギリスの王立協会（The Royal Society）に招かれて記憶研究やアイドリング脳について講演を行いました。王立協会は、1660年に設立された世界最古の現存する科学学会です。世界の名だたる科学者がここで講演を行ってきました。その中には、ニュートンやダーウィンも含まれています。このような場で講演をさせていただいたことをとても光栄に感じると共に、「自分もここまできたなあ！」と大きな感慨を覚えました。

葛飾北斎の言葉に「70歳以前までに描いた絵は取るに足らないもので、80歳ではさらに成長し、90歳で絵の奥意を極め、１００歳で神妙の域に到達し」とありますが、これからも、独創的な研究を通して、脳が本来持つ潜在的な能力をさらに引き出していけたらと考えています。

分子脳科学は比較的若い研究者が多いのが面白いところです。分子レベルの世界ははっきりと結果が出るため、その明瞭さが好まれているのかもしれません。共に脳研究に新たな概念を生み出せる、若き才能を待っています。

眠る直前に本作を読んだ人の中に、翌日何かひらめきがもたらされることを祈って。

注釈

はじめに～第1章

＊1――ぬく森の郷。

＊2――記憶の研究に関して、2冊の一般向け著書がある。『記憶をコントロールする 分子脳科学の挑戦』（岩波書店、2013年）と『記憶をあやつる』（KADOKAWA、2015年）。いずれも絶版のため、中古本かKindle版で入手いただくことになる。

＊3――高校生のときは哲学書を読み漁り、大学は哲学科へ進もうと考えていた。しかし、同時に、哲学では「人間とは何か」の答えが出そうにないとも感じていた。そのころから、問いを「生命とは何か」にシフトしていった。
またアイザック・ニュートンの伝記を読んだときに、ニュートン自身が自分はガリレオ・ガリレイの生まれ変わりと考えていたとあった。ニュートンが生まれた年は、ガリレオの没年の翌年だったからだ。これを見た僕は、では自分も偉大な科学者の生まれ変わり

かもしれないと思った。志を大きく持つことは、素晴らしいことだと言わせてください。僕が生まれたのは1955年。アルベルト・アインシュタインが亡くなった年。これをただの偶然ととるか、運命ととるか——人それぞれだと思うが、僕は断然、後者を信じたのだ。

＊4—プロジェクト名は、「多階層の神経活動データ駆動による睡眠脳の機能解明」。2023年度～2028年度において、国の大型研究プロジェクトとして遂行中である。第4章で概要を紹介する。

＊5—塚原先生は、1933年生まれの医学博士・脳神経科学者。記憶に関する研究では当時、世界をリードしていたが、1985年8月12日に発生した日本航空123便墜落事故で命を落とされた。『脳の可塑性と記憶』（紀伊國屋書店、1987年）は、没後にお弟子さんたちがまとめたもの。2023年には『脳とこころ 御巣鷹に逝った科学者』（上毛新聞社）が刊行され、僕も寄稿させていただいた。

＊6—PTSDは、生命の危機にさらされた恐怖の記憶と、その事件なり事故とは直接関係のない記憶（人混み、乗り物、音など）が結びついてしまうことが主因とされている。

＊7—三菱化学生命科学研究所に入った頃、社内誌に若手の研究者が抱負を述べる機会があっ

た。そこで僕は、「３００年後の高校の教科書に名前が載るような業績を上げます」と書いた。この頃から視座を高くして研究を行おうと考えていた。

＊８—『セル』に掲載された論文は、「Adult Neurogenesis Modulates the Hippocampus-Dependent Period of Associative Fear Memory」(DOI: https://doi.org/10.1016/j.cell.2009. 10.020)。筆頭著者は北村貴司くん（現在はテキサス大学サウスウェスタン医学センター准教授）。「海馬で新しく生まれるニューロンは、海馬から記憶を消去する役割を担っていることを示した」とあるが、最初の仮説は実は逆で、「新しく生まれるニューロンは、海馬が記憶を獲得するために必要だ」という仮説を基に研究を始めた。しかし何回実験を行っても、仮説とは逆の結果しか出てこない。今でも鮮明に覚えているのが、北村くんが最初に仮説とは異なるデータを見せに来たときのこと。研究室が冬休みに入った、２００６年12月24日のクリスマスイブの夜。「これは何か変だぞ」と議論になって、そのまま大みそかまで一緒に実験を続けて、想定外の結果が出たので仮説を変更した。それと同時にこれはかなりすごい発見になると思ったので、翌年の２００７年から僕の研究室にいたテクニシャン（１３７ページ参照）の人たちをこのプロジェクトに大勢参

加させた。メンバーを総動員したかなり大がかりな形で実験を継続し、２００８年の夏にすべてのデータが揃って、論文を投稿した。研究は10年くらいかかることが普通だから、仮説を立てて、たった1年半で完成するのはあり得ないスピード。

このときに北村くんたちとやり遂げた研究の論文は、クラシック音楽にたとえるなら、ベートーヴェンの「交響曲第5番 運命」だといつも言っている。この曲は、あの有名な「ジャジャジャジャーン」というフレーズから始まり、そのモチーフが第4楽章のラストに向かって、回り道せずに一目散に一直線に続く。北村くんの研究は僕が指揮者で、彼がコンサートマスターとなって、研究室の皆を楽団員として、一気にフィナーレまで向かって行った思い出だ。

＊9―『サイエンス』に掲載された論文は、「Input-Specific Spine Entry of Soma-Derived Vesl-1S Protein Conforms to Synaptic Tagging」（DOI: https://doi.org/10.1126/science.1171498）。
筆頭著者は岡田大助さん（現在は北里大学医学部准教授）。特定のシナプスだけにＰＲＰタンパク質を届けるメカニズムを示した。これは前述の北村くんとの研究と違って、１９９７年に僕が着想してから、論文になるまで12年かかった。

きっかけは1996年11月にワシントンの学会で、カンデル研で一緒に働いていたドイツ人の同僚で神経科学者のフライさんが面白い発見をしたとこっそり教えてくれたことだ。その後、1997年にフライさんたちの論文が『ネイチャー』に掲載されたが、実はそのこっそり話がヒントになって研究を始めた。

フライさんが発見した面白い現象について聞きながら、分子細胞生物学のアプローチで研究してみようとひらめいた。それで97年から自分で研究を始めて、岡田さんが2001年に研究室に来てくれて、そのあと彼に引き継いだ。

分子細胞生物学的に証明するまでにすごく時間がかかった上に、著者数は、岡田さんとラボのテクニシャン小澤史子さんと僕のたった3人と少なく、これは珍しい。通常は、北村くんの論文みたいに人海戦術で一気にやるので大人数になるが、このときは少人数で地道にしっかりと研究を続けて、12年経って発表した。

内容も一般的に好まれるような派手さはないものの、非常に有用性があり玄人受けするもの。この『サイエンス』の論文は、ベートーヴェンの後期の「弦楽四重奏曲第14番 嬰ハ短調 Op．131」にたとえたい。弦楽四重奏だから少人数で行うところも同じ。この弦楽四重奏曲はとっつきにくいんだけど、深みのある曲。僕が思うに、人類が書いた音楽の中でいちばん形而上学《けいじじょう》的な高みに昇りつめた音楽だと思う。冒頭だけで聴きづらいというか、簡単に口ずさめるメロディじゃない。でも聴き慣れてくると、精神性のいちばん高いところにベートーヴェンはたどりついたと感激するほど素晴らしい。面白いのは、2009年に『セル』と『サイエンス』に全く研究の進め方が違う論文を出しているところ。

＊10―「Artificial Association of Pre-stored Information to Generate a Qualitatively New Memory」(DOI: https://doi.org/10.1016/j.celrep.2015.03.017)。筆頭著者は、大川宜昭さん(現在は獨協医科大学准教授)。これは音楽でたとえるなら、軽快で楽しいメロディのモーツァルトの「ピアノ協奏曲第21番」。第2楽章がこの世で最も美しいメロディを奏でるように、アイデアから実験のデザインまで見事に洗練された研究だった。

＊11―「Overlapping memory trace indispensable for linking, but not recalling, individual memories」(DOI: https://doi.org/10.1126/science.aal2690)。筆頭著者は、横瀬淳くん(現在は富山大学薬学部特命助教)。着想から21年の歳月をかけたとされるブラームスの「交響曲第1番」のような研究といえる。最初から研究プランをしっかりと決めて、テクニシャンの鈴木(大久保)玲子さんの力を大いに借りて、東京慈恵会医科大学の加藤総夫教授と共同研究を行った。

ブラームスの「交響曲第1番」は冒頭からティンパニーの音が規則的に鳴り響き、緊張感がある。この研究が始まるときに、ポスドクメンバーの横瀬くんや野本真順くん（現在は富山大学准教授）、今はテクニシャンの村山絵美さんに研究者としての帝王学ならぬマインドセットを徹底的に叩き込んだ。彼らにとって緊張感溢れるプロジェクトだったと思う。

第2章

＊1―「Synapse-specific representation of the identity of overlapping memory engrams」(DOI: https://doi.org/10.1126/science.aat3810)。筆頭著者は、カリーム・アブドゥさん（Dr. Kareem Abdou、現在の所属はカイロ大学）とモハメド・シハタさん（Dr. Mohammad Shehata、現在の所属はカリフォルニア工科大学）。

この研究はバッハの「2つのヴァイオリンのための協奏曲」にたとえられるだろう。カリーム・アブドゥさんが博士課程で行った研究に、指導者としてモハメド・シハタさんがついた。第1ヴァイオリンが非常に綺麗な旋律を奏でる一方で、第2ヴァイオリンが支えたり、主旋律が入れ替わったりする曲調のように、非常に優秀な指導者と学生である2人が、お互いに反応しながら論文を完成させていった。

＊2―「Orchestrated ensemble activities constitute a hippocampal memory engram」(DOI: https://doi.org/10.1038/s41467-019-10683-2)。筆頭著者は、カレド・ガンドールさん（Dr. Khaled Ghandour、富山大学特命助教）。

この論文は、神経活動のデータを扱うにあたって、僕たちではできない数学的な解析だったので、深井朋樹教授（沖縄科学技術大学院大学）の研究室と共同で執筆した。第二著者の大川宜昭さんはアイデアマンで、着想したのが大川さん、実験を行ったのがカレド・ガンドールさん、数学的なデータ解析をしたのが深井朋樹教授のグループ。この研究を音楽にたとえるなら、バッハの「ブランデンブルク協奏曲」。1〜6番までで構成され主役となる楽器が各曲で変わるように、異なる領域の専門家たちが集まった研究だった。それぞれの分野の主役が引き立つ、Interdiscipline（学際的）な論文といってもいいだろう。

＊3―「A short-term memory trace persists for days in the mouse hippocampus」(DOI: https://doi.org/10.1038/s42003-022-04167-1)。筆頭著者は、マハ・E・ワリーさん（Dr. Maha E.Wally、現在の所属はエジプトのブリティッシュ大学）と野本真順さん。この研究はモーツァルトの「ヴァイオリンソナタ第34番 変ロ長調」でしょう。伴奏のピアノがヴァ

イオリンを支えているように、ワリーさんが中心となって進んだ研究だが、野本さんの手厚い指導とサポートが素晴らしかった。

第3章

＊1―「Prefrontal coding of learned and inferred knowledge during REM and NREM sleep」(DOI: https://doi.org/10.1038/s41467-024-48816-x)。筆頭著者は、カリーム・アブドウさん。これを曲にたとえるなら、バッハの「カンタータ第140番 目覚めよと呼ぶ声あり」だろう。寝ているときにアイドリング脳が働き、推論をしながら正解を探る。そこで遠くから、目覚めよと呼ぶ声が聞こえてくるわけである。

＊2―ニューロンが活性化するときには、ニューロン内部のカルシウムイオンの濃度が上昇する。この上昇を観測するために使われるのが、カルシウムイオンに結合すると蛍光を発するタンパク質である。そのタンパク質を投与されたニューロンが活性化すると、蛍光が発せられるため、蛍光顕微鏡で観測することで、ニューロンの活性を視認することができる。この手法を「カルシウムイメージング」という。マウスの頭蓋骨に埋めこんだ顕微鏡は、蛍光顕微鏡である。これによって、活性化したニューロン(蛍光を発してい

る）の活動をリアルタイムでモニタリングできる。コードはつながっているが、マウスは自由に動きまわることができる。

第4章

＊1―『こころを旅する数学 直観と好奇心がひらく秘密の世界』（ダヴィッド・ベシス著、晶文社、2023年）
＊2―このときの大露天風呂は、最も愛する温泉の1つである「宝川温泉 汪泉閣」。群馬県みなかみ町にある。
＊3―現在は鈴木（大久保）玲子さん、村山絵美さん。過去には斎藤喜人さん、趙康綺子さん。

注釈では研究をクラシック音楽にたとえるという試みをしましたが、いかがでしたでしょうか。

僕自身、将来はオルガニストがソロで奏でるバッハの「トッカータとフーガ」のような「宇宙の音楽」のような研究を一度は行ってみたいです。

参考文献

井ノ口馨『記憶をコントロールする　分子脳科学の挑戦』（岩波書店）
井ノ口馨『記憶をあやつる』（KADOKAWA）
「井ノ口馨教授　紫綬褒章受章記念研究業績集」
エイブラハム・フレクスナー、ロベルト・ダイクラーフ
『「役に立たない」科学が役に立つ』（東京大学出版会）
大栗博司『探究する精神　職業としての基礎科学』（幻冬舎）
ダヴィッド・ベシス『こころを旅する数学　直観と好奇心がひらく秘密の世界』（晶文社）
ニュートン別冊「最新科学でわかる　脳のすべて」（ニュートンプレス）

著者略歴

井ノ口　馨《いのくちかおる》

一九五五年生まれ。

一九八四年名古屋大学大学院農学研究科博士課程修了。

農学博士。専門は分子神経科学。

一九八五年から二〇〇九年まで三菱化学生命科学研究所で

主任研究員・グループディレクターを務める。

米国コロンビア大学医学部、HHMI, Research Associate、

早稲田大学、横浜国立大学の兼務を経て、

二〇〇九年より富山大学学術研究部医学系教授。

二〇一九年から卓越教授。

二〇二〇年に設立されたアイドリング脳科学研究センターのセンター長も兼任。

幻冬舎新書 747

アイドリング脳

ひらめきの謎を解き明かす

二〇二四年十一月二十五日 第一刷発行

著者 井ノ口馨

発行人 見城徹

編集人 小木田順子

編集者 小川貴子

発行所 株式会社 幻冬舎

〒一五一-〇〇五一 東京都渋谷区千駄ヶ谷四-九-七

電話 〇三-五四一一-六二一一(編集)

〇三-五四一一-六二二二(営業)

公式HP https://www.gentosha.co.jp/

ブックデザイン 鈴木成一デザイン室

印刷・製本所 株式会社 光邦

Printed in Japan ISBN978-4-344-98749-4 C0295

い-41-1

＊この本に関するご意見・ご感想は、左記アンケートフォームからお寄せください。

https://www.gentosha.co.jp/e/

幻冬舎新書

加藤忠史
うつ病の脳科学
精神科医療の未来を切り拓く

現在のうつ診療は、病因が解明されていないため、処方薬も治療法も手探りにならざるを得ない。が、最新の脳科学で、脳の病変や遺伝子がうつに関係することがわかった。うつ診療の未来を示す。

小長谷正明
世界史を動かした脳の病気
偉人たちの脳神経内科

ジャンヌ・ダルクが神の声を聞いたのは側頭葉てんかんの仕業？ 南北戦争終結時、北軍の冷酷なグラント将軍が南軍に寛大だったのは片頭痛のせい？ リーダーの変節を招いた脳の病を徹底解説。

瀧靖之
脳はあきらめない！
生涯健康脳で生きる 48の習慣

2025年、65歳以上の5人に1人が、認知症になる時代がやってくる。今ならまだ間に合う！ 16万人の脳画像を見てきた脳医学者が教える、認知症にならない脳のつくり方。

中野信子
脳内麻薬
人間を支配する快楽物質ドーパミンの正体

人間がセックス、ギャンブル、アルコールなどの虜になるのは「ドーパミン」の作用による。だが実はドーパミンは人間の進化そのものに深く関わる物質でもあるのだ。「気持ちよさ」の本質に迫る。

幻冬舎新書

林成之
脳に悪い7つの習慣

脳は気持ちや生活習慣でその働きがよくも悪くもなる。この事実を知らないばかりに脳力を後退させるのはもったいない。悪い習慣をやめ、頭の働きをよくする方法を、脳のしくみからわかりやすく解説。

鈴木宏昭　川合伸幸
心と現実
私と世界をつなぐプロジェクションの認知科学

なぜある人にとって何の変哲もないモノが、別のある人には特別な存在になるのか。この問題に答えるのが、「プロジェクション」の認知科学だ。最新研究から人間の本質に迫る、知的興奮の一冊。

大栗博司
探究する精神
職業としての基礎科学

価値ある発見は、自分が面白いと思うことを考え抜く「探究心」から生まれる――世界で活躍する物理学者が基礎科学の研究者としての半生を振り返る。学問を志す人、生涯学び続けたいすべての人に贈る一冊。

齋藤孝
思考中毒になる!

考える達人になるには、寝ても覚めても常に考え続ける「思考中毒」になればいい。すると面白いほどにアイデアが湧き出てくる。そこで本書では、思考中毒になるための秘策を網羅。

幻冬舎新書

樋口裕一
すばやく鍛える読解力

文章の本質が瞬時にわかれば、ビジネスの9割はうまくいく。メールや企画書はもちろん、要点をつかみづらい官僚的な文書、癖のある新聞コラムまで、どんな文章でも速く正確に読み解くコツを解説。

藤垣裕子　柳川範之
東大教授が考えるあたらしい教養

東大教授2人が提唱する教養とは「正解のない問いに対し、意見の異なる他者との議論を通して思考を柔軟にし、〈自分がよりよいと考える答え〉にたどり着くこと」。その意味するところを解説。

梶谷真司
考えるとはどういうことか
0歳から100歳までの哲学入門

ひとり頭の中だけでモヤモヤしていてもダメ。考えることは、人と問い語り合うことから始まる。その積み重ねが、あなたを世間の常識や不安・恐怖から解放する——生きることそのものとしての哲学入門。

小山薫堂
考えないヒント
アイデアはこうして生まれる

「考えている」かぎり、何も、ひらめかない——スランプ知らず、ストレス知らずで「アイデア」を仕事にしてきたクリエイターが、20年のキャリアをとおして確信した逆転の発想法を大公開。